JN426554

피부과학

DERMATOLOGY

피부과학

초판 발행 2017년 3월 30일
개정1판 발행 2019년 9월 2일
개정2판 발행 2022년 3월 10일
개정3판 발행 2025년 3월 10일

| 저 자 | 이재남 · 이혜영 · 이정희
| 발 행 인 | 조규백
| 발 행 처 | 도서출판 구민사
(07293) 서울특별시 영등포구 문래북로 116, 604호(문래동3가 46, 트리플렉스)
| 전 화 | (02) 701-7421(~2)
| 팩 스 | (02) 3273-9642
| 홈페이지 | www.kuhminsa.co.kr
| 신고번호 | 제 2012-000055호 (1980년 2월4일)
| I S B N | 979-11-6875-533-8 (93590)

| 값 | 28,000원

피부과학

이재남·이혜영·이정희

DERMATOLOGY

구민사

머리말

현재 한국은 NCS(국가직무능력표준)기반 교육의 방향 및 국가자격정책의 연계 필요성에 따라 교육훈련정책 및 그 외 다양한 인력양성정책이 개편되고 있다.

이에 본 교재에서는 피부미용 산업의 현장실무에 가장 기초 이론인 피부과학을 NCS 수행에 필요한 피부미용 잘 이해할 수 있도록 하였다. 나아가 이를 바탕으로 미용현장에서 고객상담 및 고객관리 등의 전반적인 직무에 과학적이고 체계적으로 잘 활용함으로써 피부미용 전문가가 되는데 도움이 될 수 있도록 하였다.

교재의 구성은 피부미용 산업현장에서 필요한 피부미용 NCS에 도움이 되는 기본지식과 국가자격증에 필요한 이론을 기반으로 구성하였다. 또한 피부미용을 하기 전에 알아야 할 피부미용의 기초이론을 에스테틱 & 메디컬에스테틱 분야에 필요한 부분을 집중적으로 구성하였다. 따라서 피부미용에 관심이 있고 전공하는 많은 사람들에게 조금이라도 도움이 될 수 있기를 희망한다.

끝으로 책이 완성되어 출판되기까지 도움을 주신 모든 분들께 진심으로 감사드리며, 구민사 가족 여러분들께 깊은 감사를 전합니다.

저자 일동

목 차

Chapter 01 피부의 구조 및 기능

Chapter 02 피부 부속기관의 구조 및 기능

Chapter 05 노화 피부

Chapter 06 피부와 광선

Chapter 10 피부와 스트레스

Chapter 1

D E R M A T O L O G Y

피부의 구조 및 기능

피부는 신체의 전 표면을 덮고 있는 조직이다. 외부의 자극으로부터 신체를 보호해 주는 중요한 기관으로 다양한 생리적 기능을 수행하여 내부 장기와 그 밖의 체내기관을 보호 조절하는 역할을 한다.

1.
피부의 구조

피부는 신체의 전 표면을 덮고 있는 조직이다. 외부의 자극으로부터 신체를 보호해주는 중요한 기관으로 다양한 생리적 기능을 수행하여 내부 장기와 그 밖의 체내기관을 보호 조절하는 역할을 한다.

피부는 모체에서 뇌와 함께 형성되며, 피부의 총면적은 연령, 성별, 부위에 따라 차이가 나지만 성인의 경우 약 1.6m^2이고 중량은 체중의 7~8%를 차지한다. 피부의 두께(표피와 진피)는 평균 1.4mm이며 신체 부위 중 눈꺼풀이 가장 얇고(0.2~0.6mm), 가장 두꺼운 곳은 손과 발바닥(2~6mm)이다.

이와 같은 피부는 크게 형태학적 구조와 조직학적 구조로 분류할 수 있다.

형태학적 구조와 조직학적 구조

① 형태학적 구조

피부 표면은 육안으로 보면 단순하고 평편해 보이지만 현미경으로 관찰하면 복잡한 그물모양의 구조를 이루고 있다. 피부구조 중 언덕모양으로 올라와 있는 부분을 피부소릉(hill)이라 하고 낮은 부분을 피부소구(furrow)라 한다. 살결이란 피부소릉과 피부소구의 높낮이를 말하고 소릉과 소구의 차이가 없을수록 결이 곱다. 또한 피부소구가 교차하는 곳에 모공이 있고 피부소릉 중심에 한공이 있다.

② 조직학적 구조

피부를 수직으로 잘라 현미경으로 살펴보면 상피조직인 표피, 결체조직인 진피, 피하조직의 3층으로 구성되어 있다. 피부 부속기로는 한선, 피지선, 모발, 가슴, 손·발톱 등을 볼 수 있다.

그림 1-1. 피부의 표면

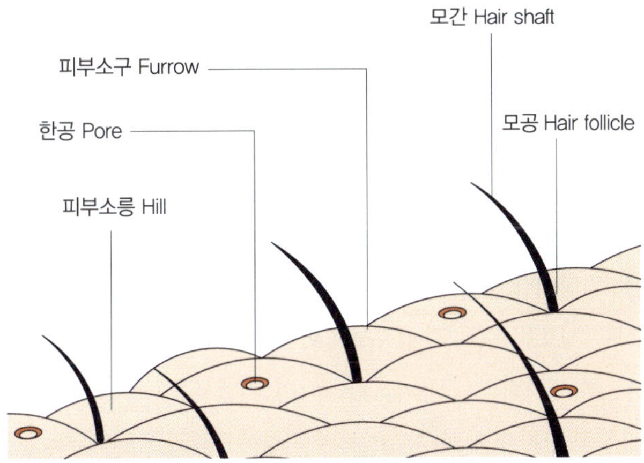

그림 1-2. 피부의 구조

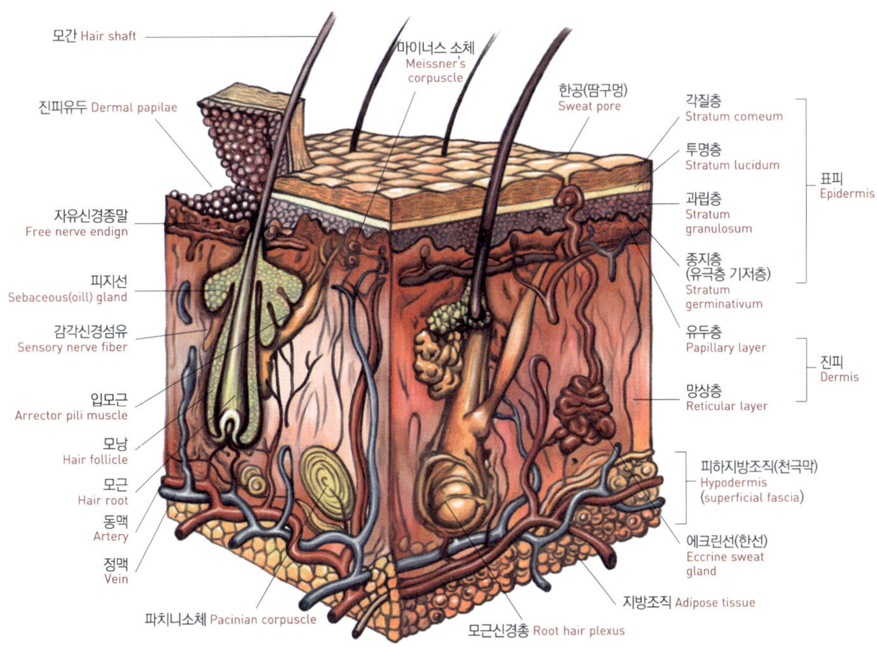

1) 표피층(epidermis)의 구조와 구성

(1) 표피층의 구조

구조적으로 표피는 중층편평상피로 구성되어 있으며 표피는 피부의 제일 바깥층으로 무핵층과 유핵층으로 구분된다.

무핵층은 피부의 바깥쪽으로부터 각질층, 투명층, 과립층으로 형성되어 있으며, 유핵층은 경계가 뚜렷하지 않은 유극층과 기저층으로 형성되어 표피는 총 5층으로 이루어져 있다.

표피조직은 신경말단이나 혈관을 포함하지 않으며, 확산작용에 의해 물질교환이 이루어진다.

표피를 구성하는 세포는 주로 각질형성세포(keratinocyte)로 이루어져 있다. 이외에 멜라닌세포(melanocyte), 랑게르한스세포(langerhanscell), 머켈세포(merkecell) 등이 존재하며, 이러한 세포는 가지모양의 돌기를 가지고 있어서 수지상세포라고도 한다.

그림 1-3. 표피의 구조

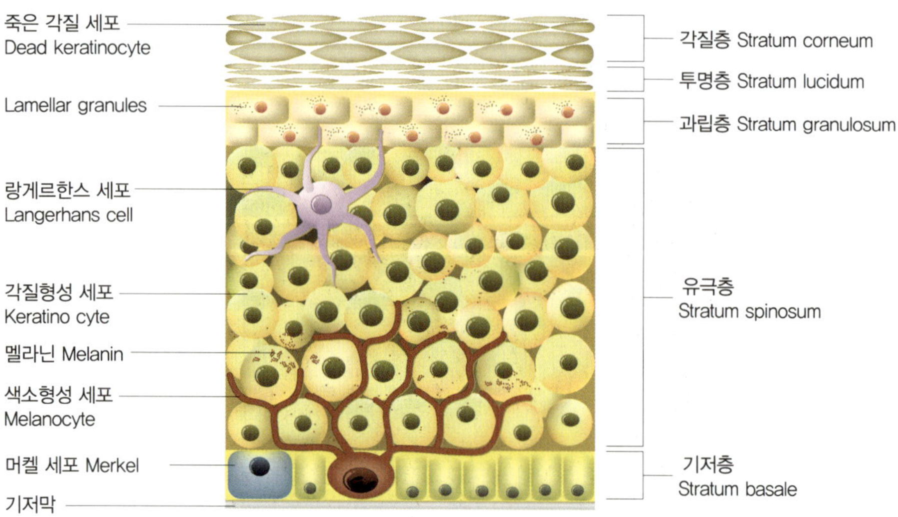

① 각질층(stratum corneum)

표피의 가장 바깥층으로 편평하고 핵이 없는 다수의 죽은 각질세포들이 15~30개의 세포층으로 이루어져 있으며 우리 몸을 보호하는 장벽 역할을 한다. 단백질이 풍부한 각질세포는 지질이 많은 세포간 지질에 묻혀 있어 "bricks-'-mortar"의 형태를 보인다.

각질세포의 주성분은 케라틴(keratin, 58%), 각질세포간 지질(lipid, 11%), 천연보습인자인 NMF(Natural Moisturizing Factor, 31%)로 구성되어 있다.

각질층의 구성성분

✷ 케라틴은 피부 표피층의 각질을 구성하는 연각질(soft keratin)과 손톱·발톱·털을 형성하는 경각질(hard keratin)로 구분된다. 또한 자극이 강하고 가벼우며 유연성과 물에 저항성이 있어 이물질의 침입을 방어하는 기능을 가지고 있다.

✷ 각질세포간 지질은 2중층의 친유기 집단 형태이다. 콜레스테롤(cholesterol, 15%), 세라마이드(ceramide, 50%), 지방산(fatty acid, 30%), 이외에 약간의 콜레스테롤 설페이트(cholesterol sulfate)로 구성된 층상의 라멜라 구조로 세포와 세포를 단단하게 결합하도록 하고 수분증발을 억제한다.

✷ 천연보습인자 NMF의 구성성분은 아미노산(40%), 피롤리돈카르복시산(12%), 젖산(12%), 요소(7%) 등으로 수분을 흡수하고 피부의 활성에 관여하는 중요한 요소이다. NMF는 일부분만이 땀에서 유래하며(20%) 대다수는 각질화과정이나 세포물질, 즉 표외 자체에서 생기는 것이다(80%). 때문에 만약 몸을 씻을 때 NMF가 상실되면 피부는 수분을 결합시키는 능력을 잃게 된다.

그림 1-4. 각질층의 라멜라 구조

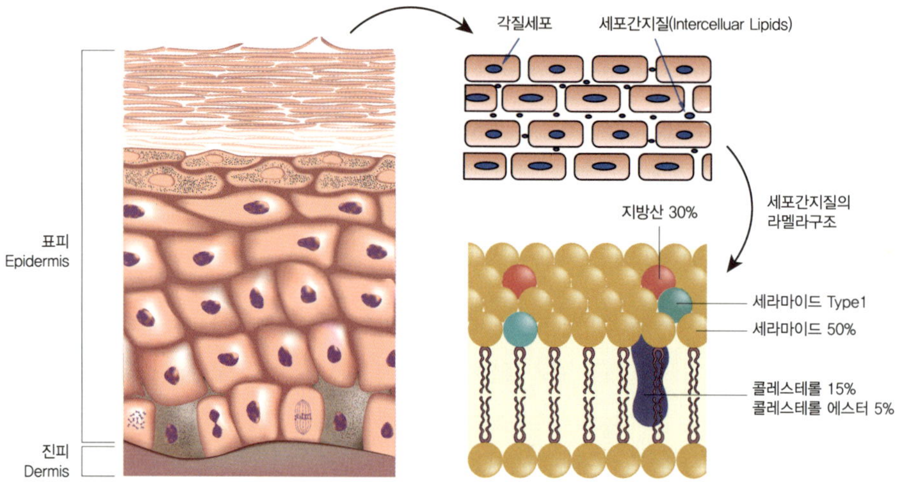

표 1-1. 천연보습인자(NMF)의 구성성분

성분	함량	성분	함량
아미노산	40.0%	피롤리돈카르복시산	12.0%
요소	7.0%	암모니아	1.5%
나트륨	5.0%	칼슘	1.5%
칼륨	4.0%	마그네슘	1.0%
인산염	0.5%	염소	6.0%
젖산염	12.0%	시트르산염, 포름산염	0.5%
기타	9.0%		

각질층의 수분함량은 10~20%가 정상이다. 10% 이하가 되면 피부가 건조해지고 거칠어지며 예민해지므로 수분함량은 피부 표면의 탄력성 유지와 피부의 손상 방지에 매우 중요하다. 또한 각질층은 외부로부터 해가 되는 세균이나 독성물질, 물리적 충격 등에 대한 생체방어 기능을 가지며, 세포가 형성된 후 대개 28일이 경과하면 각화작용에 의해 노후된 각질이 되어 피부로부터 자연적으로 떨어져 나간다.

② 투명층(stratum lucidum)

2~3층의 얇고 투명한 무핵의 편평세포로 각질층 바로 아래에 위치한다.

투명층은 주로 손바닥이나 발바닥에 존재하며, 엘라이딘(eleidin)이라는 반유동적인 단백질 성분이 있어 투명하게 보이고 빛을 굴절시켜 빛을 차단하는 특성이 있다. 또한 수분을 흡수하지 않으므로 외부로부터의 수분침투를 방지하고 피부를 윤기 있게 해준다.

목욕탕 속에 장시간 있다가 나오는 경우 손바닥과 발바닥이 쭈글쭈글해지는 것을 볼 수 있다. 이것은 각질층에 있는 수분이 스며들어 포화가 되어 팽창하는 반면, 투명층에는 수분이 흡수되지 않아 팽창하지 않기 때문에 일어나는 현상이다. 투명층의 세포는 각질층과 함께 죽은 세포로 이루어져 있어 이들 세포층이 발달한 부위는 이식이 불가능하다.

③ 레인 방어막(수분 증발 저지막 : Rein membrane)

특수한 화학적 성질을 지닌 막으로서 투명층 아래에 위치하며, 외부로부터 이물질의 침입을 막는 역할을 한다. 즉 물리적 압력이나 화학적 물질의 흡수를 저지하여 피부염 유발을 억제해 주는 것이다. 또한 피부 내에서는 체내에 필요한 물질이 체외로 나가는 것을 억제하여 수분의 증발을 막고 피부가 건조하게 되는 것을 방지한다. 피부 표피쪽은 약산성을 띠며 10~20% 정도의 수분을 함유하고, 아랫부분인 피부 안쪽은 약알칼리성을 띠며 70~80% 정도의 수분량을 함유하고 있다.

④ 과립층(stratum granulosum)

과립층의 세포는 편평형 또는 방추형으로 3~5층으로 구성되어 있으며, 손바닥이나 발바닥처럼 각질이 두꺼운 부위에서는 10층에 이른다.

표피세포가 퇴화되어 각질화되는 과정의 1단계에 해당되며, 세포퇴화의 첫 징후로 세포질 내부에 케라틴의 전구물질인 케라토히알린(keratohyalin : 각질유리과립) 과립과 얇은 판 모양의 과립(lamellated granule : 층판과립)이 형성된다.

케라토히알린 과립과 층판과립의 기능

* 케라토히알린 과립은 유황단백질(sulfurprotein)을 많이 함유하고 있으며 빛을 굴절시키는 작용을 한다. 또한 케라토히알린 과립은 위의 층에서 각질을 형성한다.

* 층판과립은 케라티노좀이라고도 하며 외부로부터 이물질의 흡수를 막고, 반대로 피부 내의 수분이 밖으로 증발하는 것을 막아준다.

⑤ 유극층(stratum spinosum)

표피 가운데에서 가장 두꺼운 층으로 약 5~10층으로 구성되어 있다.

유극층의 세포 모양은 다각형의 핵을 가지고 있으며 세포와 세포 사이가 가시 모양의 돌기로 연결되어 있어 가시층이라고도 한다. 다각형 세포들의 표면에 있는 짧은 극돌기는 인접세포와 다리모양으로 연결되어 있어 세포간교를 형성한다. 세포간교는 세포 사이를 통해 노폐물 배출 등의 물질교환이 이루어지게 함으로써 피부미용관리에 매우 중요한 역할을 한다. 또한 피부의 면역기능을 담당하는 랑게르한스세포가 존재할 뿐만 아니라, 랑게르한스세포와 세포 사이에는 림프액이 흐르고 있어 피부의 혈액순환과 영양공급에 관여하는 물질대사가 이루어진다.

⑥ 기저층(stratum basale)

기저층은 피부 표면의 상태를 결정짓는 중요한 층으로, 표피의 가장 아래에 위치한 단층의 원추상 유핵세포로 구성되어 있다.

각질층의 수분 함량이 10~15%인데 비해 기저층 세포의 수분 함량은 약 70~72% 이다.

기저층은 진피와 물결모양으로 경계를 이루며 모세혈관으로부터 영양을 공급받아 세포분열을 통해 새로운 세포들을 생성한다. 물결모양으로 요철이 많고 깊을수록 젊고 탄력 있는 피부라 할 수 있으며, 노화가 될수록 요철 모양이 편평해져 영양공급과 노폐물 배출기능이 저하된다. 또한 기저층에는 각질형성세포(keratinocyte)와 멜라닌세포(melanocyte)가 4:1~10:1의 비율로 존재하며 각질세섬유(keratin fibrils) 또는 당김잔섬유(tonofilaments)가 생성되고 활발한 세포분열을 통해 점차 위쪽으로 이동한다. 기저층의 세포분열은 밤에 잠을 자는 동안(오후 10시~오전 2시)에 가장 활발하므로 피부재생을 위해서는 이 시간대에 충분한 수면을 취하는 것이 좋다.

⑦ 진피 – 표피 경계부(dermoepidermal junction)

진피와 표피 경계부는 기저막(epidermal basement membrane)으로 이루어져 있고 그 구조는 표피와 하부구조인 진피를 접합시켜 주고 있다. 기저막은 표피세포의 부착을 용이하게 하여 지지대로서의 역할을 하고, 표피의 형성을 조절하며 상처치유 과정에도 관여하는 기능이 있다.

진피-표피 경계부는 굴곡이 있는 돌기 형태로 되어 있어 진피 유두와 망융선(reteridges)을 형성하고 있다. 유두와 융선을 따라서 가늘고 진하게 염색되는 영역이 존재하는데 전자현미경으로 관찰하면 기저막은 전자밀도가 높은 부분인 기저판(laminedensa)과 그 위에 얇고 투명하며 무정형의 공간 부분인 투명판(lamine lucida) 그리

고 기저세포 원형질막과 기저관을 연결하는 고정세섬유(anchoring filament) 및 기저판과 연결되는 섬유 성분으로 이루어져 있다.

섬유 성분으로는 고정원섬유(anchoring fibril), 교원섬유(collagen fiber), 탄력섬유(elasticfiber) 및 미세원섬유(microfibril)로 이루어져 있다. 고정원섬유는 표피와 진피를 연결하는 가장 강한 매듭이며, 반면 미세원섬유는 표피와 진피의 연결에 큰 역할을 하지 못한다.

그림 1-5. 진피-표피 경계부의 구조

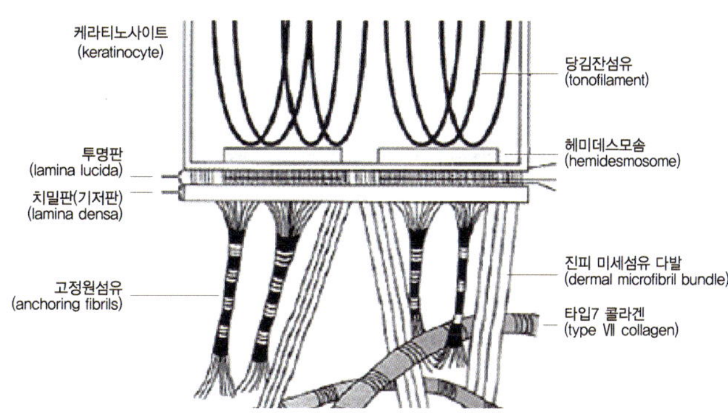

(2) 표피층의 구성세포

각질형성세포와 멜라닌세포, 랑게르한스세포, 머켈세포로 구성된다.

① 각질형성세포(keratinocyte)

표피를 구성하는 가장 중요한 세포로 표피세포의 80~95%를 차지하며 각질(케라틴단백질)을 만드는 역할을 한다. 각질형성세포는 기저층에서 형성되어 세포분열을 통해 새로운 세포를 만들어 낸다. 그리고 생성된 세포는 시간이 지남에 따라 표피의 위층으로 점차적으로 이동하면서 세포의 모양은 점점 수축되고 편평하게 변한다. 즉, 각질형성세포는 기저층 → 유극층 → 과립층 → 투명층 → 각질층으로의 이동과정을 거쳐 각질층의 최외각층에서 죽은 세포가 되어 피부 표면에서 탈락하게 된다. 이런 일련의 과정을 각화과정(keratinization)이라고 하며 세포교체주기는 일반적으로 4주이다.

각화과정이 정상적으로 이루어지고 있는 상태를 정상각화(orthokeratosis), 각질층 세포의 탈락이 정상적으로 떨어져 나가지 않고 각질층이 두터워져 있는 증상을 과각화증(hyperkeratosis), 이와 반대로 각질층 세포가 완전각화가 이루어지지 않고 세포핵에 남아 있는 증상을 준각화증(parakeratosis)이라 한다.

과각화증상은 젊은 사람의 경우 지성피부에서 많이 나타나며, 이런 경우에는 죽은 각질세포들이 모공을 막게 되어 여드름 생성의 원인으로 작용하기도 한다. 또한 피부가 노화되며 세포의 각화기능이 저하되어 각질세포의 정상적 탈락이 지연됨으로써 과각화증을 일으킨다. 이때에는 피부가 두껍고 거칠어 보이며 각질세포의 축적으로 피부 표면을 통한 영양 흡수에도 지장을 주게 된다.

그림 1-6. 각화과정

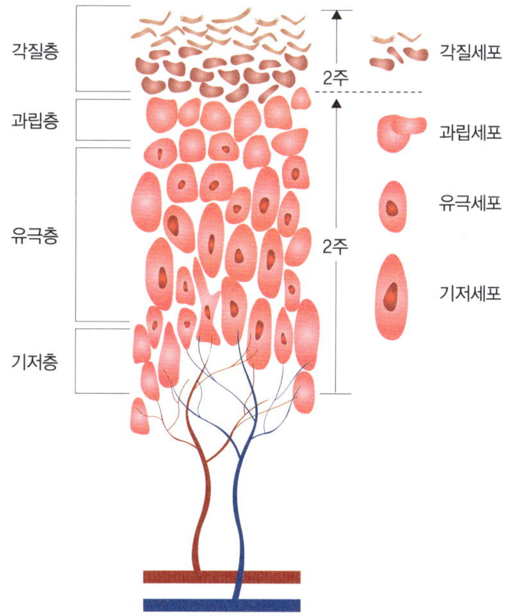

그림 1-7. 표피구성세포

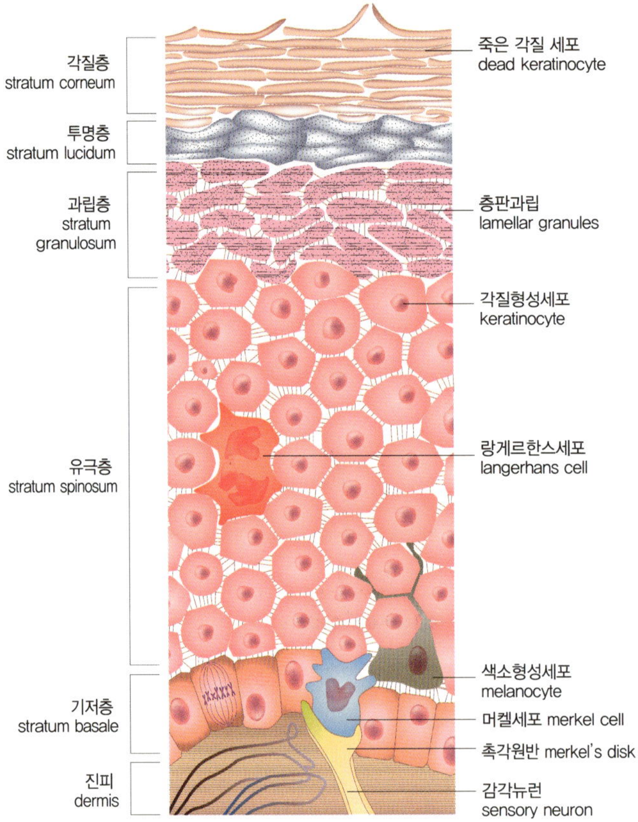

② 멜라닌 세포(melanocyte)

대부분 표피의 기저층에 존재하고 표피에 존재하는 세포의 약 5%를 차지하며 피부색을 결정하는 중요한 역할을 한다.

멜라닌 세포에서 만들어진 멜라닌은 세포돌기를 통하여 각질형성세포로 전달된다. 멜라닌 세포는 긴 수지상 돌기를 가진 가늘고 길쭉한 형태를 하고 있으며, 주위의 각질형성세포 사이로 뻗어 있다. 각질형성세포로 전달된 멜라닌은 점차 각질층으로 이동되어 표피의 상층부로 올라오면서 각질층에서 완전히 탈락하게 된다. 그러나 만일 표피층의 각화 현상이 불균형을 이룬다면 멜라닌 색소가 피부에 불규칙적으로 머물러 색소침착으로 나타나게 된다.

멜라닌 세포의 주요기능은 자외선을 흡수하거나 산란시켜 피부에 해가 되는 자외선으로부터 피부를 보호한다.

멜라닌세포 색소의 생성조절이나 피부의 침착정도는 유전적, 환경적, 호르몬 등의 요인에 의하여 결정된다. 종족에 따라 피부색이 다른 것은 멜라닌 색소의 활성도, 즉 생성되는 멜라닌 색소의 양과 생성속도 및 분포상태가 다르기 때문이다.

멜라닌 색소 형성과정

✱ 멜라닌 색소는 자외선 등 외부요인과 질병 등 내부적 요인에 의하여 생성되어 피부를 검게 만드는 역할을 하며 피부뿐만 아니라 모구(hair bulb), 눈의 망막, 뇌막 등에서 만들어진다. 멜라닌 색소 형성 과정을 보면 다음과 같다.

✱ 효소 티로시나아제(tyrosinase)의 작용에 의해 〈그림1-9〉처럼 티로신(tyrosine)으로부터 만들어진다. 즉, 아미노산 티로신(aminosan tyrosine)이 티로시나아제에 의하여 도파(DOPA)가 되고, 이것이 다시 티로시나아제에 의하여 도파퀴논(dopaquinone)이 되며, 지속적인 산화작용이 이루어지는 과정에서 아연(Zn)과 결합하여 인돌(indole) 5.6 퀴논으로 되었다가 또 한 번의 산화작용으로 멜라닌을 형성하게 되는 것이다(유멜라닌 형성과정).

유멜라닌과 페오멜라닌

✱ 티로시나아제 반응에 의해 생성된 도파퀴논(dopaquinone)은 자동산화 반응을 거쳐 유멜라닌을 만들어낸다. 또한 멜라노솜에 시스테인이 존재할 경우는 티로 시나아제 반응에 의해 생성된 도파퀴논은 시스테인과 결합과정을 거쳐 페오멜라닌을 형성한다.

그림 1-8. 유멜라닌, 페오멜라닌

유멜라닌(Eumelanin) : 입자형 색소(흑색~적갈색)

페오멜라닌(Pheomelanin) : 분사형 색소(적색~ 노랑색)

그림 1-9. 멜라닌의 생합성 과정

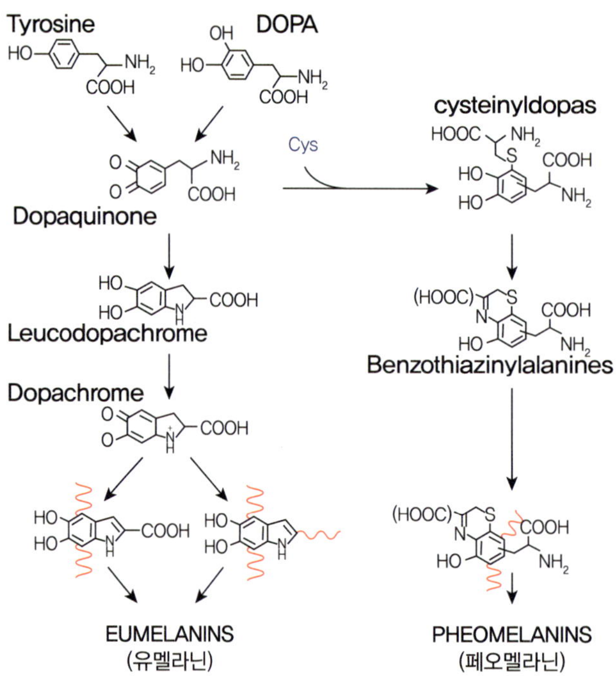

③ 랑게르한스세포(Langerhans cell)

표피세포의 2~4%를 차지하는 별 모양의 세포질 돌기를 가진 수지상 세포이다.

대부분 유극층에 존재하며 구강 및 생식기 점막의 상피와 림프절, 피지선, 한선, 유선, 모낭 세포에도 존재한다. 이들 세포는 피부의 면역학적 반응과 알레르기 반응(알레르기성피부, 접촉성피부염과 과민성반응의 유발) 등 피부면역기능에 관여한다. 즉 외부의 이물질인 항원이 피부에 침투하면 즉시 반응하여 면역담당세포인 림프구로 전달해 주는 역할을 한다. 예를 들면 자신의 피부와 맞지 않는 화장품이나 금속성분이 피부에 닿아 표피 내로 흡수되면 랑게르한스 세포가 관여하여 알레르기 반응을 일으킨다.

④ 머켈세포(Merkel cell, 촉각세포)

표피에 광범위하게 퍼져 있으나 대부분 기저세포에 분포하며 손바닥, 발바닥, 입술 등의 털이 없는 부위뿐 아니라 모낭의 외근초에서도 발견된다. 촉각수용체로서 피부에서 촉각을 감지하는 역할을 하며 인접한 각화세포와 많은 부착반(desmosome)에 의해 부착되어 있다. 또한 신경섬유의 말단과 연결되어 촉각을 감지하는 세포로 작용하기 때문에 촉각세포라고도 한다.

2) 진피층의 구조와 구성

진피는 강하고 유연성 있는 결합조직으로 표피보다 10~40배가량 두꺼운 실질적인 피부이다.

진피층의 구조는 경계가 뚜렷하지 않은 상층의 유두층(papillary layer)과, 하층인 망상층(reticular layer)으로 나눌 수 있으며, 교원섬유(collagen fiber)와 탄력섬유(elastin fiber) 등의 섬유성 단백질과 무정형의 기질(ground substance)로 구성된다.

진피층의 구성세포로는 섬유아세포(fibroblast), 비만세포(mast cell), 식세포(macrophage) 등이 있다. 이 세포들은 피부층을 지지하고 모세혈관, 림프관, 한선, 피지선 등은 피부의 영양 및 지각기능, 노폐물 배설 등 피부의 중요한 기능을 맡고 있다. 이 밖에 외부의 손상으로부터 몸을 보호하며, 수분 저장, 체온 조절, 피부 재생의 기능이 있다.

(1) 진피층의 구조

① 유두층(papillary layer)

유두층은 전체 진피의 10~20%를 차지한다.

표피 쪽으로 돌출된 진피의 작은 돌기를 유두(papilla)라고 하며 물결모양을 이루고 있다.

유두층은 교원섬유(collagen fiber)가 둥글고 불규칙하게 배열된 결합조직(looseconnective tissue)으로 이 섬유 사이에는 세포들과 많은 기질들이 존재하며, 모세혈관, 신경종말, 림프관이 풍부하게 분포되어 있다. 따라서 유두에 존재하는 모세혈관은 표피에 영양분과 산소를 운반해 주고, 림프관을 통해서는 표피의 노폐물을 배설해주며, 신경종말은 감각소체를 형성하여 촉각이나 통각 등의 신경을 전달한다.

유두의 물결 모양은 피부가 노화될수록 점점 편평해지는데 이로 인한 조직의 형태로 노화의 정도를 짐작할 수 있다.

② 망상층(reticular layer)

유두층의 아래에 위치한 그물 모양의 단단하고 불규칙한 결합조직으로 진피층의 대부분(80%)을 차지한다.

모세혈관이 거의 없으며 혈관, 림프관, 피지선, 한선, 신경, 털세움근, 피지선 등이 복잡하게 분포되어 있고 감각기관으로는 압각, 온각, 냉각이 있다. 굵은 교원섬유와 탄력섬유가 피부 표면과 평행으로 매우 치밀하게 구성되어 있고, 두 섬유사이에 점다당질(mucopolysacccharide)인 기질이 젤(gel) 상태로 분포되어 있으며, 교원섬유가 90% 이상을 차지한다.

망상층은 탄력과 팽창성이 큰 층으로 피부의 탄력성은 진피를 이루는 섬유질의 탄력상태에 따르는데, 임산부나 비만인 사람에서 피부가 늘어날 수 있는 것도 섬유질 때문이다. 섬유의 배열은 일정한 부위에서 신체 부위에 따라 달라지는데, 이러한 섬유의 주행방향을 피부할선 또는 처음 발견한 학자의 이름을 따서 랑거선(Langer line)이라 한다. 수술 시에 랑거선을 따라 절개하면 상처의 흔적이 작게 남는다.

그림 1-10. 피부의 랑거선

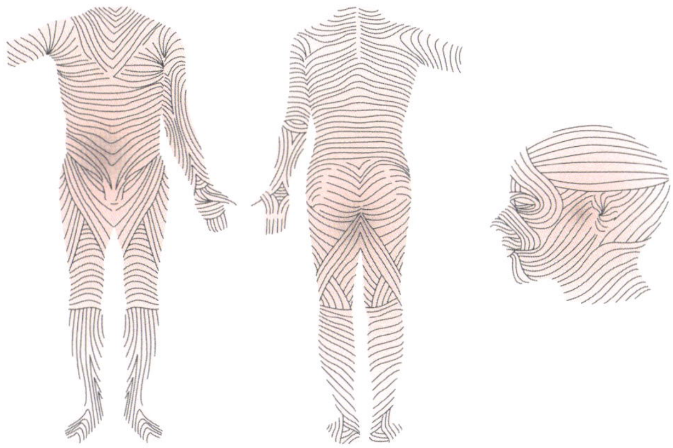

그림 1-11. 진피의 구성세포와 섬유

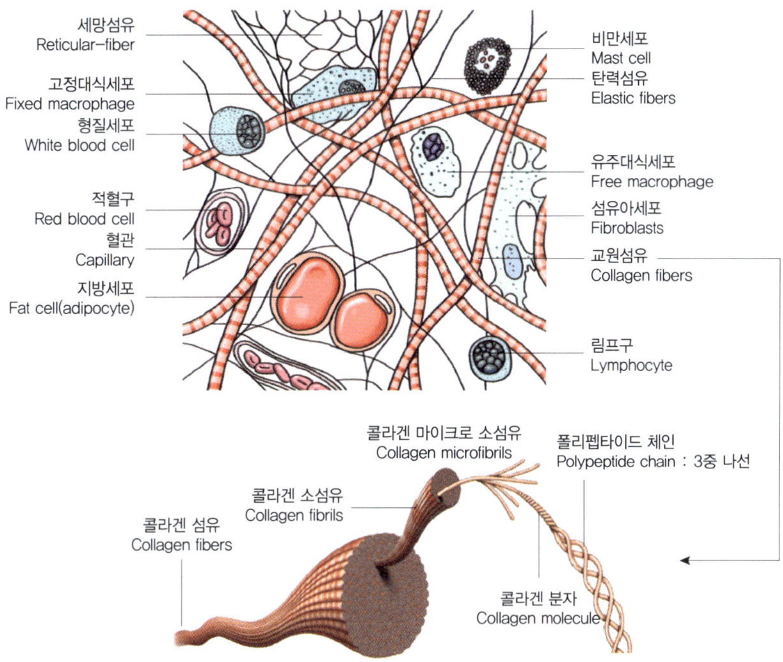

진피의 구성물질

✱ 교원섬유(collagen fiber)

진피 성분의 90%를 차지하며 섬유아세포(fibroblast)에서 만들어지고, 교원섬유(collagenfiber)와 탄력섬유(elastin fiber)가 서로 그물 모양으로 짜여 있어 피부에 탄력성과 신축성을 부여한다.
콜라겐은 섬유아세포에서 생산되며 콜라게나아제(collagenase)라는 효소에 의해 분해되어 모세혈관에 흡수되어 대사된다.
콜라겐은 우리가 엄지와 집게손가락으로 피부를 잡아당겼을 때 어느 정도 이상은 피부가 늘어나지 않는데, 이때 늘어나지 않게 작용하는 것이 콜라겐이다. 즉 콜라겐은 피부에 가해지는 압력이나 외부의 힘에 대해 저항하는 역할을 한다. 또한 교원질인 콜라겐은 자외선으로부터 어느 정도 피부를 보호하며, 그 속에 충분한 수분을 포함하고 있어 피부의 수분 유지를 돕고 피부의 탄력 상태를 결정한다. 이러한 진피 내의 교원섬유인 콜라겐의 기능이 떨어지면 진피 내 수분이 감소하고 표피와 진피경계부인 유두층이 납작하게 되며 피부주름과 처짐 현상, 즉 피부노화가 나타난다.
진피에 함유된 콜라겐의 함량은 노화에 따라 감소한다. 실제로 노화된 피부의 진피 두께와 젊은 피부의 두께를 관찰해 보면 노화 피부의 두께가 더 두꺼운 것을 알 수 있다.

✱ 탄력섬유(elastin fiber)

교원섬유와 같이 섬유아세포에서 생성된다. 교원섬유에 비해 짧고 가늘며 탄력성이 있어 원래 길이의 1.5배까지 늘어난다. 다시 놓게 되면 스프링처럼 원래의 상태로 되돌아간다. 따라서 엄지와 집게손가락으로 피부를 당겼을 때 재빨리 원래상태로 돌아가는 것은 손상된 엘라스틴이 적다는 것을 의미한다.
콜라겐과 엘라스틴은 수분을 결합하는 힘에 의해 탄력성을 가지나 수분 보유 능력이 저하되면 그물망의 배열이 느슨해져서 피부가 이완되고 주름이 생기는 노화현상이 나타난다.

✱ 기질(ground substance)

진피 내의 섬유 성분과 세포 사이를 채우고 있는 물질을 기질이라 하며, 점다당질(무코다당질, mucopolysaccharide)이 주성분이다. 점다당질은 히알루론산(hyaluronic acid), 콘드로이틴 황산염(chondroitin sulfate), 헤파린(heparin), 헤파린 황산염(heparan sulfate), 더마탄 황산염(dermatan sulfate), 케라탄 황산염(keratan sulfate)으로 이루어져 있다. 이들은 친수성다당체로 자체 무게의 수십 배에서 1,000배까지 수분을 흡수할 수 있는 능력을 가지고 있다. 특히 히알루론산은 무자극성이면서 뛰어난 보습작용으로 보습용 화장품의 원료로도 널리 사용되고 있다.

점다당질 같은 생체고분자에 흡수된 수분은 일반적인 수분과는 달리 강하게 결합되어 쉽게 증발되거나 얼지 않는 특별한 성질을 가지고 있다. 이와 같이 생체 내에서 강하게 결합된 물을 일반적인 물인 자유수와 비교하여 결합수라고 한다.

기질의 역할은 주위의 다른 조직을 지지하면서 결체조직대사와 염분, 수분의 균형에 관여한다.

그림 1-12. 정상피부와 노화피부

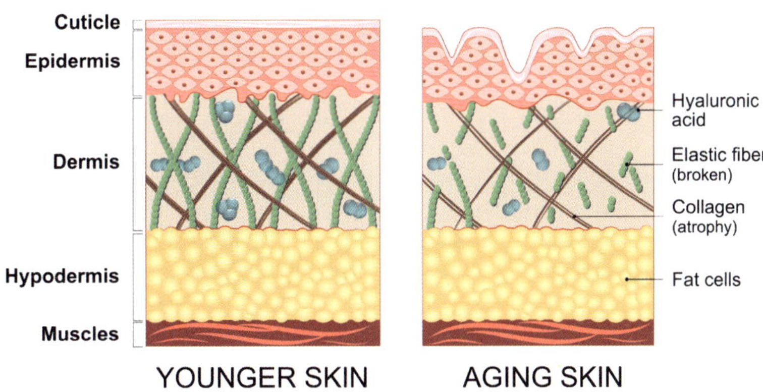

(2) 진피층의 구성세포

① 섬유아세포(fibroblast)

섬유아세포는 결합조직 내에 널리 분포되어 상존(resident)하는 세포이다. 이 세포의 모양은 편평하고 방사형이나 방추형으로 길고 늘어진 모양을 이루며, 일생 동안 세포에 중요한 정보제공을 하며 교원섬유와 탄력섬유·기질을 생성하는 역할을 한다.

이 세포의 활동은 흉터가 생기는 동안 매우 활발하다. 이러한 섬유아세포 사이에는 점다당질 성분인 기질이 겔 상태로 분포되어 있고, 모세혈관·동맥·정맥·림프관·신경들이 복잡하게 얽혀 있으며, 피부부속기관인 피지선과 한선이 자리를 잡고 있다. 이들은 피부영양 공급, 노폐물 배설, 감각, 분비 등 피부의 중요한 기능을 맡고 있다.

② 비만세포(mast cell)

조직에 존재하는 세포로 피부결체조직, 점막조직 등 다양한 조직에서 발견되며, 알레르기 반응의 시작에 중요한 세포로서 조직에 감염반응이 일어났을 때 조직 내로 면역물질을 불러들이는 역할을 한다.

③ 대식세포(macrophage)

섬유아세포와 혈관내피세포의 성장인자를 생산하여 손상된 조직을 치유하며, 염증반응에 관여하는 물질이나 사이토카인(cytokine)을 분비하여 염증반응을 조절하고, 면역세포의 작용을 조절하는 사이토카인(cytokine)을 분비하여 면역작용을 조절하는 등의 여러 가지 기능을 맡고 있다.

3) 피하조직(subcutaneous layer)

진피의 아래층, 피부의 가장 아래층으로 지방세포들이 축적되어 있는 느슨한 결합조직으로 진피보다 두꺼운 층이다.

지방층에는 지방세포와 지방조직이 발달되어 있고 지방세포 사이사이에는 진피로 연결되는 섬유들과 혈관 림프들이 진피에서 보다 굵은 형태로 자리 잡고 있다. 피하조직 지방세포들은 지방을 생산하여 체온의 손실을 막는 체온 보호기능, 외부의 압력이나 충격을 흡수하여 신체 내부의 손상을 막는 물리적 보호기능, 인체에서 소모되고 남은 영양이나 에너지를 저장하는 저장기능을 한다. 여성호르몬과도 관계가 있어 남성에 비해 여성의 경우 피하지방층이 두꺼우며, 여성호르몬이 많이 분비되는 임신 시기에는 피하지방층이 발달된다. 피하지방층의 두께와 분포는 성별, 연령, 체형의 유전, 신체의 영양상태, 피부 부위에 따라 다르다.

피하지방층에 지방이 지나치게 많이 축적되거나 조직액이 축적되어 피하조직이 두꺼워지게 되면, 진피, 표피가 위로 밀려 올라오면서 피부 표면이 오렌지 껍질처럼 울퉁불퉁 튀어 올라오게 된다. 이때 피하지방층에는 지방세포 주위의 결합조직인 림프관과 혈관이 압박되어 순환장애가 일어나고 교원섬유의 탄력성이 저하되는 현상이 일어난다. 이러한 피부 내부와 피부 표면의 현상을 셀룰라이트라 한다.

셀룰라이트가 주로 발생하는 부위는 엉덩이, 허벅지, 팔의 윗부분, 배꼽 아래 등으로 셀룰라이트 증상이 심한 경우는 비만과 함께 순환계 질병의 원인으로 작용한다.

그림 1-13. 셀룰라이트

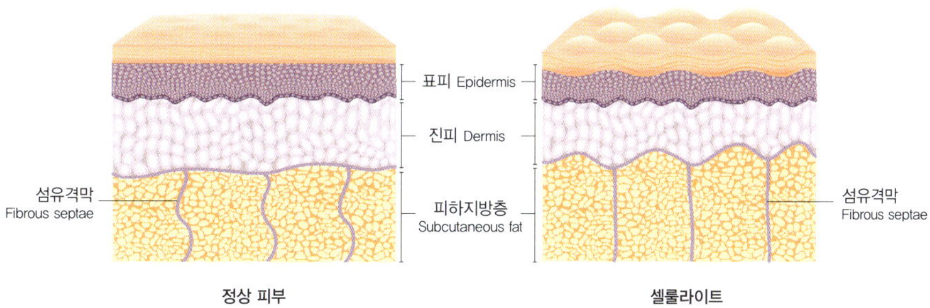

Chapter 2

D E R M A T O L O G Y

피부 부속기관의 구조 및 기능

인체의 피부에는 부속적으로 한선, 손·발톱, 털, 땀샘, 피지선, 치아, 유선, 신경 등이 분포되어 있는데, 이것들을 총칭하여 "피부 부속기"라 한다. 이들은 피부에서 발생된 것이지만 각기 다른 작용을 한다.

인체의 피부에는 부속적으로 한선, 손·발톱, 털, 땀샘, 피지선, 치아, 유선, 신경 등이 분포되어 있는데, 이것들을 총칭하여 "피부 부속기"라 한다. 이들은 피부에서 발생된 것이지만 각기 다른 작용을 한다.

1. 한선

① 한선

한선(sweat gland)은 진피의 망상층에 실뭉치 모양으로 엉켜 있으며, 신체부위에 따라 분포 상태가 다르다.

한선은 피지선 1개에 약 6~8개의 한선이 존재하며 전 신체에 대략 200만 개의 한선이 존재한다. 한선은 전 피부에 분포되어 있으며 특히 손바닥과 발바닥, 그리고 겨드랑이와 이마에 많이 분포되어 있다.

일반적으로 성인의 경우 1시간에 약 30cc, 1일 0.6~1.2L 정도의 땀이 한선을 통하여 분비되는데, 이들은 대부분 체온조절과 함께 피부의 피지막과 산성막 형성에 관여한다. 땀의 수분성분과 피지의 기름성분은 기름 중 어떤 물질에 의해 크림 모양의 상태로 유지되어 피부 표면에 피지막을 형성한다. 이러한 피지막의 기능은 피부를 부드럽게 하고 땀과 피지에 의해 산성을 띠면서 외부의 세균에 대한 피부를 보호하는 작용을 한다.

② 기능

땀의 성분은 99%의 수분, 약 1%의 고형질인 나트륨·칼륨·요소·단백질 등으로 이루어져 있으며, 발한 시 땀을 적절하게 배출하면 신체 내의 유독물질이나 독소 등의 노폐물을 배설시켜 피부를 맑게 해준다. 그러나 땀의 분비가 지나칠 경우 당뇨병, 독감, 말라리아, 결핵 등의 원인이 된다. 반면, 땀이 적게 분비되면 피부의 수분이 부족해져 노화나 건성화의 원인이 되며 갑상선 기능 저하, 금속성 중독, 신경계 질환 등이 유발되기 쉽다. 또한 땀에는 자외선 흡수작용을 하는 우로카닌산(urocanicacid)이라는 성분이 함유되어 있어 자외선으로부터 피부를 어느 정도 보호해 주는 역할을 하며, 수분을 보유해 주는 천연보습인자가 함유되어 있어 피부의 보습력을 좋게 한다. 발한은 생리학적인 에너지 소모 과정의 하나로 1L 분비 시 약 540Cal의 에너지가 소모된다. 땀 분비가 지나치게 많으면 과잉에너지의 소모로 탈진상태가 되어 건강을 해칠 수 있다.

1) 한선의 종류

전신에 존재하는 한선은 그 기능과 크기에 따라 체온 조절을 다스리는 소한선(에크린선)과 신체 특정부위에만 존재하면서 사춘기 이후에 기능을 발휘하는 대한선(아포크린선)으로 나눌 수 있다.

(1) 소한선(에크린선 : eccrine sweat gland)

에크린선은 우리가 일반적으로 말하는 땀을 분비하는 땀샘으로 아포크린선보다 작아 소한선이라고 한다. 입술과 음부를 제외한 전신에 분포되어 있는 땀샘으로 특히 손바닥과 발바닥, 겨드랑이, 이마, 서혜부, 코 부위에 많이 분포되어 있다.

에크린선을 통한 땀은 산도가 pH 3.8~5.6으로 약산성인 무색, 무취의 맑은 액체로 평소에는 사람에게 인지되지 않는 상태로 혈액에서 만들어져 지속적으로 배출된다. 신체의 온도, 정신적 긴장, 혈액의 수분량, 발한작용을 촉진시켜 주는 약품, 자극적인 음식과 음료 등의 자극요인에 의해 분비가 촉진된다. 또한 피지와 더불어 피부를 보호하고 습기를 주어 피부의 건조를 막아준다. 일반 성인의 신체에는 2~4백만 개의 에크린선이 존재한다.

(2) 대한선(아포크린선 : apocrine sweat gland)

아포크린선은 성선(性線)과 독특한 향을 내는 물질을 함유하며 피지선과 함께 개인의 체취를 만들어 낸다(체취선). 2차 성징의 하나로 사춘기 때 기능이 가장 활발한 대한선은 인종적으로 흑인, 백인, 동양인의 순으로 있다 또한, 남성보다 여성에게 발달되어 있어 여성은 생리 전과 생리 중에 분비량이 많아지나 갱년기 이후에는 기능이 퇴화되면서 분비가 감소된다.

아포크린선은 에크린선과는 다르게 모낭과 연결되어 모공을 통하여 세포성분의 액체 상태로서 분비되는데 특이한 냄새와 뿌옇고 탁한 것이 특징이다. 주로 겨드랑이, 유두, 음부, 귓속 등의 특정부위에만 존재한다.

아포크린선의 땀의 산도는 pH 5.5~6.5로 흰색 또는 노란색의 뿌옇고 탁한 농도 짙은 분비물로 단백질의 함유량이 많아 주위 세균에 의해 땀 성분이 부패되면 악취를 발생하게 된다. 이와 같은 체취를 암내(액취증)라고 하며 심한 경우에는 냄새뿐만 아니라 겨드랑이 부위의 옷 색깔까지 변색시킬 수 있다. 이러한 냄새를 줄이기 위해서는 약물비누로 자주 세척하고 항생제연고, 또는 땀 분비를 억제시켜 주는 방취제(deodorant)를 도포하는 방법이 있으나 심할 경우 아포크린선이 분포하는 부위를 외과적으로 절제하는 방법을 시술하기도 한다.

그림 2-1. 피부 부속기관의 구조

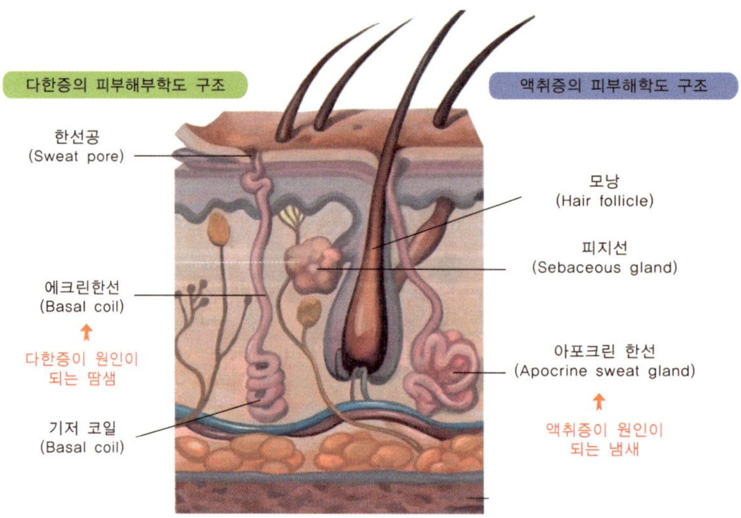

2) 땀의 이상분비

① 다한증(hyperhidrosis)

땀의 분비가 지나치게 많아지는 것을 의미한다.

종류로는 신체 일부에만 나타나는 국한적 다한증과 신체 전반부에 나타나는 전신적 다한증, 음식이나 냄새에 의한 미각다한증, 후각다한증 등이 있다. 이외에 신체가 허약하거나 질환 등에 의해서도 나타날 수 있다.

다한증이 지속되면 피부는 축축해지고 피부의 pH에 변화가 일어나 표피의 견고성이 떨어지며 저항력이 감소된다. 이때 여드름과 감염성 피부질환이 발생하거나 악화될 수 있다. 치료로는 흉강경 수술에 의한 교감신경 차단술이 만족할 만한 효과를 거두고 있다.

② 소한증(hypohidrosis)

땀의 분비가 감소되어 땀을 적게 흘리는 것을 의미하며, 원인으로는 갑상선 기능의 저하, 금속성중독, 신경계통의 질환 등을 들 수 있다.

③ 무한증(anidrosis)

피부병이 원인이 되어 땀 분비가 적거나 거의 분비되지 않는 것을 말한다.

땀이 거의 분비되지 않아 피부 수분력이 부족하여 피부가 건조하며 갈라지게 된다.

④ 취한증, 액취증(bromidrosis)

암내라고도 하는데, 이러한 냄새는 아포크린샘 자체에서 나는 것이 아니고 아포크린샘에서 분비되는 분비물이 세균으로 인하여 부패되면서 악취가 나는 현상으로 원인은 유전과 피부단백질 파괴이다.

⑤ 한진(miliaria rubra)

땀이 피부 표면으로 분비되는 도중 땀샘의 입구나 땀샘 중간의 한 곳이 폐쇄되어 배출되지 못한 땀이 쌓여 발생한다. 성인보다 소아에게서 많이 발견되며 땀띠라고도 한다.

2. 피지선

피지선(sebaceous gland)은 진피의 망상층에 위치하고, 모낭의 벽에 3~5개의 주머니가 모낭 주위에 그룹을 지어 모낭으로 연결되며, 피부 표면에서 모공을 통해 분비물인 피지를 분비하기 때문에 일명 모낭선이라고도 한다.

피지선은 태아 4개월부터 모낭과 함께 만들어지며 출생 직후 크게 발달해 있다가 점점 줄어들게 된다. 사춘기가 시작되면서 분비되는 성호르몬의 영향을 받아 피지선은 다시 커져 집중적으로 분비되고 성인기에 가장 커지며 40세 이후 점차 감소된다.

피지선은 피부 표면에 지방을 분비하여 윤기 부여와 땀과 함께 피부와 모발을 윤택하게 한다. 손바닥과 발바닥을 제외한 거의 전신에 존재하고 하루 평균 1~2g 정도의 피지가 분비된다. 하지만 환경과 성별, 나이, 신체기관의 장애, 호르몬, 정신적 영향이나 계절 등에 따라 차이가 있으며 대개 남성이 여성보다 피지량이 많다.

1) 피지선의 종류

(1) 큰 기름샘

얼굴의 T - zone, 두피, 목, 가슴, 등의 중앙부분에 피지선이 많이 분포되어 있다.

이 부위를 지루부위라 하며, 이곳에는 특히 피지선 기능이 항진되거나 저하되는 피지선 기능장애 현상이 두드러지게 나타난다.

(2) 작은 기름샘

손·발바닥을 제외한 전 신체

(3) 독립기름샘

피지선의 대부분은 모낭과 연관되어 있으나 모낭과 연관되어 있지 않고 독립되어 있는 것을 독립피지선이라고 한다. 털과 연결되지 않은 부위, 윗입술, 생식기, 유두, 구강점막, 눈꺼풀 등에서 볼 수 있다.

(4) 무기름샘

손·발바닥, 아랫입술에는 피지선이 존재하지 않는다.

2) 피지선과 호르몬

성호르몬 중 안드로겐은 사춘기 이후 주로 남성의 고환에서 만들어지는 호르몬으로 여성의 콩팥 위에 붙은 부신에서도 많이 만들어진다. 이 안드로겐 호르몬은 피지 분비 자극 호르몬으로 특히 남성호르몬인 테스토스테론에 큰 반응을 한다. 테스토스테론은 일반적으로 남성이 여성보다 10% 정도 많이 보유하고 있어 그 결과로 지루성피부가 여성보다 남성에게 빈번하게 발생한다.

피지선은 임신 4개월 때에 생성되어 출생 시에는 거의 완전한 형태를 갖춘 다음 출생 후에는 퇴화된다. 신생아에게서 흔히 볼 수 있는 피부 표면의 작고 붉은 구진들은 피지가 뭉쳐 나타나는 증상으로 신생아 여드름이라 부른다. 퇴화된 피지선은 8~10세경에 다시 그 기능이 촉진되어 사춘기를 거쳐 청년기까지 성호르몬의 영향을 받아 완숙해진다. 이로 인해 이 시기(8~17세)에는 지성피부와 여드름이 나타나게 되며, 25세까지는 여성과 남성의 피지 분비량은 비슷하게 진행된다. 그러나 나이가 들면서 점점 피지 생산이 줄어든다. 여성의 경우, 35~40세에 많이 감소하고 폐경기를 기하여 50~60세에는 피지선의 기능이 퇴화하게 된다. 반면에 남성의 경우는 40세 이상이 되면 피지가 경미하게 감소되며, 개개인의 신체 상황에 따라 다르지만 60세 이후에는 현저하게 줄어든다.

피부는 피지 분비량에 따라 정상피부(중성피부), 건성피부, 지성피부, 복합성 피부유형으로 구분되며, 피지의 분비는 외부의 온도나 계절, 연령, 호르몬, 환경, 개인의 건강상태 등이 큰 영향을 미친다. 임산부의 경우에는 일반인보다 기름샘의 활동이 증가하여 피지 분비가 많아진다.

남성의 피부가 여성의 피부에 비해 노화가 느린 이유

✷ 남성호르몬은 남성생식계의 성장이나 발달에 영향을 주는 호르몬의 총칭으로 가장 영향력(반응성)이 크고 중요한 안드로겐은 테스토스테론이다. 반면 성호르몬인 안드로겐은 피지 분비를 촉진시키고, 반면에 여성호르몬인 에스트로겐(estrogen)은 피지 분비를 억제한다. 이로 인해 남성이 여성에 비해 지성피부가 많으며 피부가 건성화되는 속도가 느리게 되어 여성의 피부보다 더 늦게 노화가 된다.

그림 2-2. 연령에 따른 피지량의 변화

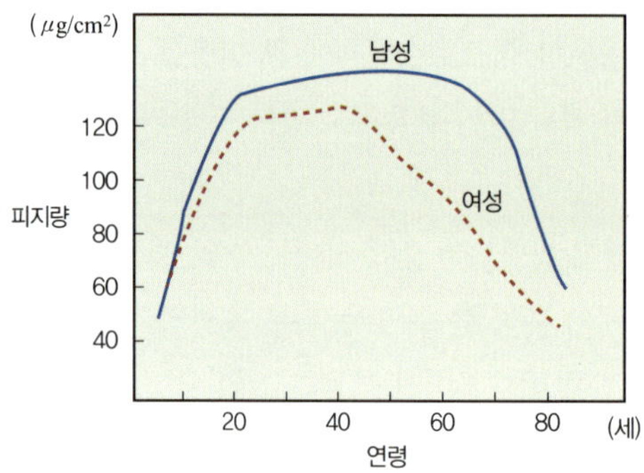

3) 피지선과 여드름

피지 분비량이 많아지면 모공이 막히고 여드름이 생기거나 면포(Comedo)가 생긴다. 피지선에서 분비되는 피지는 트리글리세라이드(triglyceride), 왁스 에스테르(wax esters), 콜레스테롤(cholesterol), 스쿠알렌(Squalene), 지방산(fatty acid) 등으로 구성된다. 이 중 트리글리세라이드는 여드름균(propionibacterium acne)이 분비한 효소 리파아제에 의해 피지에서 지방산을 유리시키게 되고, 방출된 유리 지방산의 자극으로 각질을 두껍게 만들어 모공을 막히게 한다. 이로 인하여 피지가 모낭을 통해 배출되지 못하므로 염증이 생기게 되며, 여드름균(propionibacterium)과 염증세포의 작용으로 곪게 되면 화농성 여드름이 발생하게 된다.

그림 2-3. 피지샘의 크기와 모공의 크기

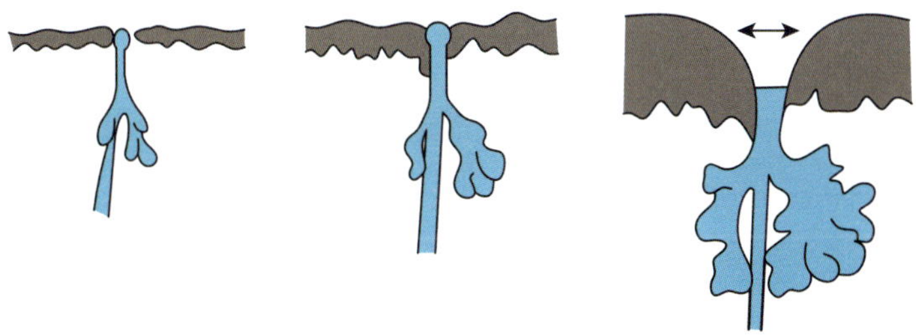

4) 피지의 역할

피지 중에 함유되어 있는 라놀린과 콜레스테롤 그리고 인지질 등의 지방은 땀과 기름을 유화시키는 기능을 한다. 이로 인해 피부 표면에 피지막이라는 얇은 막이 형성된다. 형성된 피지막은 피부와 모발을 윤기 있고 부드럽게 하며, 미생물이나 이물질 등이 피부 내로 침투하는 것으로부터 피부를 보호해 준다.

피지막의 pH는 약산성으로 피부 표면의 세포 성장을 저지하며, 외부로부터의 알칼리성 물질을 중화시켜 피부의 손상을 막아준다. 또한 피지막은 세균이나 곰팡이균 등을 방어하는 작용을 하며 체온의 저하를 막아주는 기능이 있다.

피지 분비량이 적어 피지막 형성이 잘 안되는 건성피부는 외부의 자극에 쉽게 피부손실이 발생하기 때문에 유액(에멀젼) 등을 발라 인위적으로 피지막을 형성시켜 주어야 한다.

이러한 피지막의 형성정도는 개인이나 신체부위, 피지선의 밀도와 작용에 의해 다르게 나타난다. 세안에 의해 피부 표면의 지방이 제거되면 피지 생성에 의해 피지막은 다시 만들어지게 되며 대부분의 기본적인 피지량은 3~6시간 내에 재생된다. 1시간 후에는 약 22%, 2시간 후에는 40%, 3시간 후에는 최소 50% 이상이 재생되며, 개개인의 규정된 총 피지량이 형성된 경우에는 신경에 의한 생리학적 조정 작용으로 피지 분비는 중단된다.

3. 모발

모발(hair)은 포유동물에게만 존재하고 생태학적으로 상피조직에서 생성되며 태아기 2개월째부터 나타난다. 사람의 전신에는 약 130~140만 개의 모발이 있으며 이 중 약 10만 개 정도가 두발로서 위치하게 된다. 일반적으로 모발의 85~90%는 성장기의 모발로서 일정기간(남성은 3~5년, 여성은 4~6년, 속눈썹은 3~5개월, 눈썹 2~3년) 동안 자라다 휴지기를 맞게 된다. 반면 휴지기 모발이라 불리는 10~15%의 모발은 성장이 정지된 상태로 있다가 점차 자연스럽게 빠지게 된다.

1) 모발의 구성성분

케라틴(80~90%)이라는 경단백질이 주성분으로 케라틴은 18가지 아미노산으로 조성되어 있다. 모발은 이 중에서 시스틴, 글루탐산, 아스파라긴산, 알긴, 세린, 트레오닌, 티로신, 페닐알라닌 등의 아미노산으로 이루어져 있다.

2) 모발의 형태

모발의 굵기에 따라 취모, 연모, 성모로 구분하며 모발의 길이에 따라 장모, 단모로 구분한다.

① 취모

모발 중 가장 가늘고 부드럽다. 일명 배냇머리라 불리는 엷은 색의 솜모발로 태내에서 생겨 태아의 전신에 분포하는 모발을 말한다.

② 연모

성인 피부의 대부분을 덮고 있는 섬세한 모발로 모수질이 없고 섬세하며, 멜라닌 색소가 적은 갈색의 색상을 띠고 있다.

③ 성모(경모)

성모는 길고 굵은 성인의 모발로 나이가 들어감에 따라 연모로 되돌아가는 현상을 보인다. 머리카락, 눈썹, 속눈썹, 수염, 겨드랑이 및 음부의 수질을 포함하고 있다.

④ 장모

긴 모발로 머리카락, 수염, 음모, 액와의 모발

⑤ 단모

짧은 모발로 눈썹, 속눈썹, 코털, 귀털

⑥ 모발이 없는 곳

손바닥, 발바닥, 입술

3) 모발의 모양(형태)

모낭세포와 모발형성세포의 세포분열 속도, 그리고 유전자 등에 따라 모발의 모양(직모, 파상모, 구상모)이 결정된다.

① 직모(Straight hair)

동양인의 털(직선 혹은 웨이브가 거의 없는 모발), 모낭이 정상적인 형태, 모발의 횡단면은 원형이다.

② 파상모(Kinky hair)

백인의 완만한 웨이브, 모낭이 약간 구부러진 형태, 모낭의 횡단면은 타원형이다.

③ 구상모(Curly hair)

흑인의 곱슬머리, 모낭이 완전히 구부러진 형태, 모발의 횡단면은 길고 납작한 타원형이다.

그림 2-4. 모발의 모양(형태)

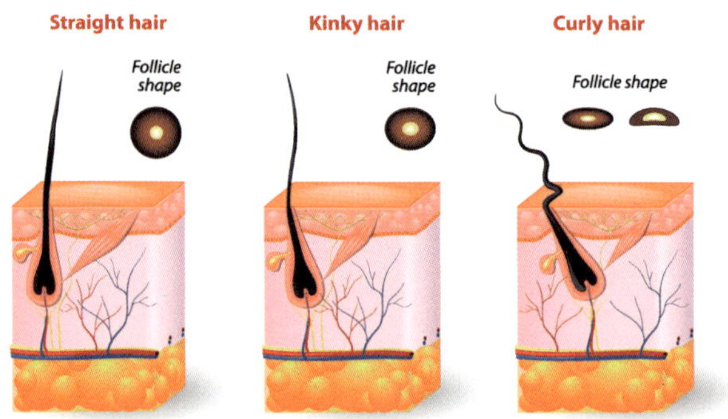

4) 모발의 색깔

① **흑발**

멜라닌 색소를 많이 함유하고 있다.

② **금발**

멜라닌소체를 적게 형성하여 멜라닌 색소의 양이 적거나 멜라닌 색소의 침착이 불완전하다.

③ **은발**

멜라닌세포의 수가 적다.

④ **적발**

일반적인 멜라닌인 유멜라닌이 아닌 페오멜라닌(pheomelanin)을 함유하고 있다.

⑤ **백발**

영양 결핍, 노화, 스트레스 등의 영향으로 멜라닌 색소의 합성이 이루어지지 않아 나타난다.

그림 2-5. 모발의 구조

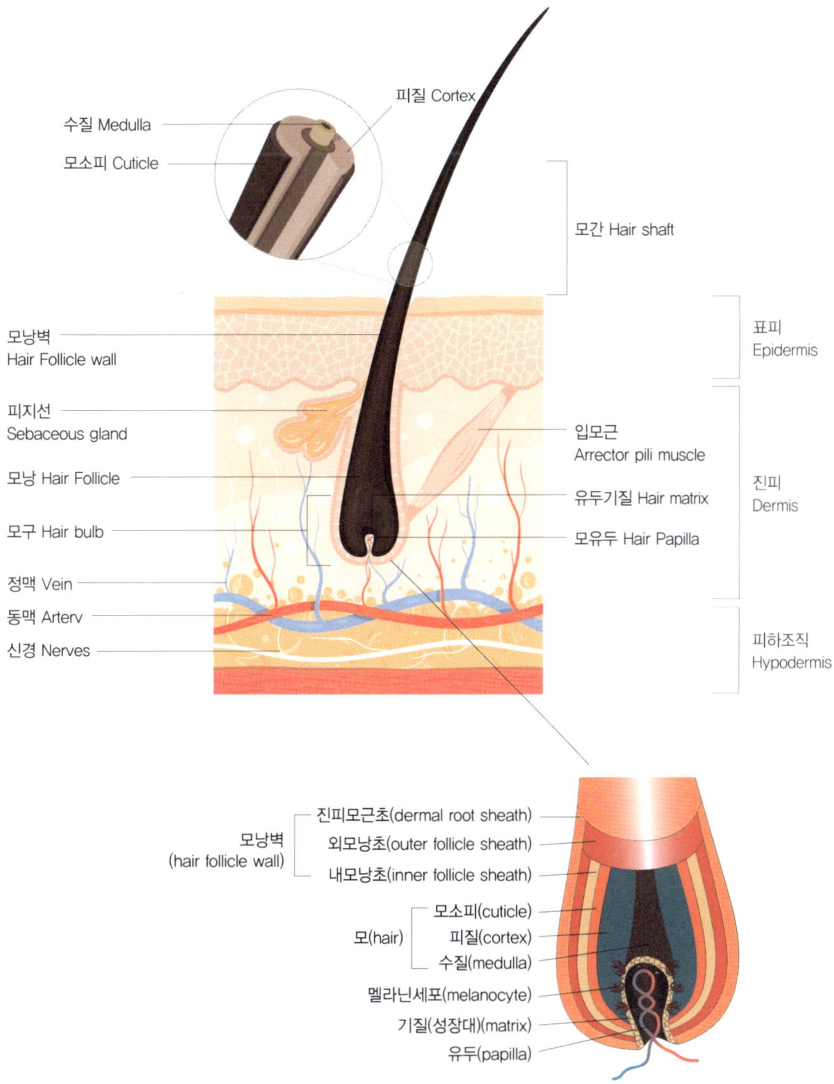
피질 Cortex
수질 Medulla
모소피 Cuticle
모간 Hair shaft
모낭벽
Hair Follicle wall
표피
Epidermis
피지선
Sebaceous gland
입모근
Arrector pili muscle
모낭 Hair Follicle
유두기질 Hair matrix
진피
Dermis
모구 Hair bulb
모유두 Hair Papilla
정맥 Vein
동맥 Arterv
신경 Nerves
피하조직
Hypodermis
진피모근초(dermal root sheath)
모낭벽
(hair follicle wall)
외모낭초(outer follicle sheath)
내모낭초(inner follicle sheath)
모소피(cuticle)
모(hair)
피질(cortex)
수질(medulla)
멜라닌세포(melanocyte)
기질(성장대)(matrix)
유두(papilla)

5) 모발의 해부와 단면구조

모발의 단면구조를 살펴보면, 모간부를 이루고 있는 모발세포는 크게 모표피, 모피질, 모수질로 구성된다.

(1) 모발의 해부

① **모간(hair shaft)** : 피부 표면 밖으로 나와 있는 부분을 말한다.

② **모근(hair root)** : 피부 속 모낭 안에 있는 부분을 말한다.

③ **모낭(follicle)** : 털을 만들어내는 기관으로 모근을 싸고 있다.

④ **모구(hair bulb)** : 전구 모양으로 이곳에서부터 모발이 성장한다. 모질세포와 멜라닌세포로 구성되어 있다.

⑤ **모유두(hair papilla)** : 모구와 맞물려 있는 부분으로 혈관과 림프관을 통해 털에 영양을 공급하여 발육에 관여한다.

⑥ **입모근(arrector pili muscle)** : 불수의근이며 자율신경의 지배를 받아 긴장, 감정이 긴박해질 때, 이 근육이 수축되어 모발을 세우는 기능을 한다. 털세움근, 기모근이라고도 한다.

(2) 모발의 단면 구조

① **모소피(hair cuticle)**

모표피라고도 하며 모발의 가장 바깥층의 비늘모양으로 모발의 유연성을 주는 가느다란 세포로 모발의 10~15%를 차지하고 있다. 외부로부터의 물리적·화학적 자극을 쉽게 받을 수 있어 손상 및 박리되기 쉽다.

모표피 세포는 물고기 비늘모양의 형태(문리: Scale)를 띠고 색소를 함유하지 않은 반투명막으로 이루어져 있다.

모표피는 에피큐티클(친유성), 엑소큐티클(중간적 성질의 불안전층), 엔큐티클(친수성)의 3개 층으로 이루어져 있다.

모표피의 배열 상태, 탈락 정도, 두께, 박리상태 등은 건강모의 판단기준 및 모발의두께를 결정짓는 중요한 요소가 된다.

② 모피질(Cortex)

모발 중 가장 두껍고 중요한 부분으로 모표피 내측에 위치하며 모발의 대부분인 85~90%를 차지하고 있다. 주성분은 케라틴 단백질과 피질세포와 세포간 결합물질들로 구성되어 있다. 피질세포는 섬유다발과 같은 형태의 세포들로 이루어져 있고, 이 섬유형태의 세포와 세포 사이에는 간충물질(matrix)로 채워져 있으며 멜라닌색소를 함유하고 있다. 모발의 탄력, 강도, 유연성 등 물리·화학적 성질을 좌우하는 부위이다.

③ 모수질(Medula)

모발 단면의 중심부에 위치한 부분으로 각화된 입방형, 즉 벌집 모양 또는 원형 모양의 세포가 느슨하게 연결되어 있으며 공기, 연케라틴, 영양소 등을 함유하고 있다.

모수질 내부에는 약간의 멜라닌색소 입자가 존재한다. 이러한 모수질은 가는 연모의 경우에는 존재하지 않으며 굵은 경모에만 존재한다.

(3) 모발의 생리기능

① 보호기능

햇빛 등 외부의 유해물질 침입방지, 방한 방서작용으로 체온조절 및 유지작용

② 지각기능

촉각이나 통각을 전달하는 기능

③ 장식기능

외모를 장식하는 미용적 기능

6) 모발의 성장주기

모발은 일정 시간이 지나면 자연적으로 빠져나가고 어느 정도의 시기가 되면 다시 새로운 모발이 나오게 된다. 이것을 모발의 성장주기라고 하며, 이 기간 동안 모발은 성장을 계속하는 성장기, 성장을 멈추는 퇴행기, 모발이 빠져나가는 휴지기를 거치게 된다.

털의 성장주기는 신체부위에 따라 다양하며 눈썹 같은 단모는 생장기도 짧다. 모발의 성장에 영향을 주는 내적·외적요인으로는 영양 결핍, 질병(심장병, 암, 빈혈 등), 감염, 수술, 외상, 심한 스트레스, 호르몬의 변화(임신, 갑상선 질환), 왁스나 핀셋에 의한 제모, 털의 화학적 또는 물리적 손상이 있다.

(1) 성장기(anagen)

모발이 계속 자라는 시기로 모유두의 혈관을 통해 영양분과 산소를 받아 세포가 분열, 증식하여 왕성히 자라는 시기이다. 털의 85~90%가 이 시기에 속한다. 두발(장모)의 성장기는 1~7년이고 단모(눈썹)의 성장기는 3~5개월이다. 나이가 들어 성장기 모발의 수가 감소하면서 머리숱이 줄어들게 된다.

(2) 쇠퇴기(catagen)

모근이 모유두로부터 분리되어 멀어짐으로써 털의 성장이 느려지다가 정지된다. 쇠퇴기는 2~4주간 진행되고 전체 털의 1~2%가 이 시기에 해당한다.

(3) 휴지기(telogen)

모낭이 차츰 줄어들면서 모근이 모낭으로부터 떨어져 나가는 시기이다. 3~4개월간 지속되고 전체 털의 14~15%가 이 단계에 있다. 이 단계의 후반기에는 모낭이 아래쪽으로 성장하기 시작하면서 재성장을 위한 새로운 성장기가 시작된다. 유두돌기 부분에 새로운 털이 생겨나면서 같은 시기에 오래된 모발은 모낭 바깥으로 빠져나간다.

그림 2-6. 모발의 성장과정

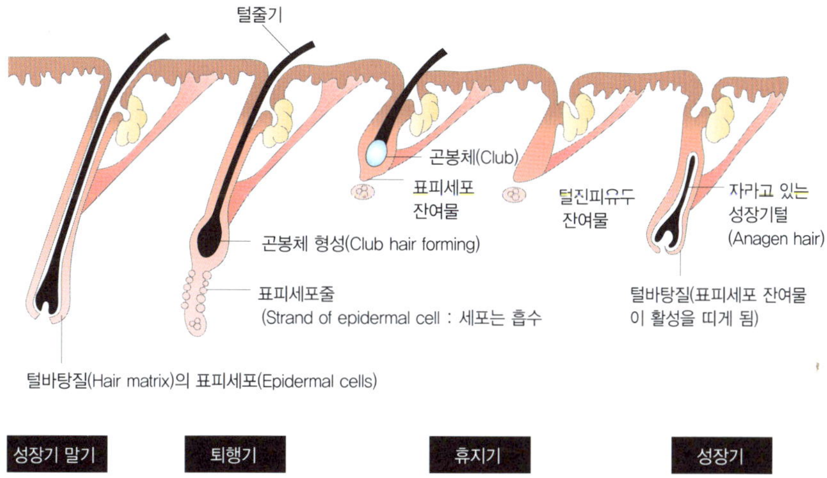

7) 모발의 이상증세

(1) 탈모증

두발이나 신체의 털이 여러 가지 원인으로 인하여 빠지는 것을 의미한다. 따라서 머리가 빠지는 것이 질병 때문인지 아니면 정상적 범위 내에서 빠지는 것인지 구별하는 것이 중요하다. 정상적인 모발상태에서도 하루에 100여 개까지는 모발이 빠질 수 있다. 여성의 경우 머리카락이 길기 때문에 실제로 빠지는 개수보다 더 많이 빠진다고 생각할 수 있으므로 2~3일간 머리카락이 얼마나 빠지는지 꼼꼼히 체크해서 평균적으로 100여 개가 넘는지를 확인해 보아야 한다.

탈모의 원인으로는 유전과 질병(매독), 환경적 스트레스, 호르몬의 변화(피임제 복용), 화학제와 의약품(항암제 등), 영양의 결핍(철분과 미네랄 부족) 등을 들 수 있다. 이러한 다양한 원인으로 원형탈모증, 휴지기 탈모, 성장기 탈모, 남성 탈모증, 매독성 탈모증, 내분비성 탈모증, 지루성 탈모증, 압박성 탈모증 등으로 구분할 수 있다.

① 남성형 탈모

남성형 탈모의 원인은 유전, 나이, DHT(dihydrotestosterone) 등으로 알려져 있다. 증상은 대부분의 경우 이마 양 옆에서부터 시작하여 M자 형태로 올라가면서 가마 부위의 탈모가 진행되어 모발은 가늘고 작으며, 힘이 없어지는 질환이다.

남성호르몬은 대사과정에서 5α - 환원효소(reductase)에 의해 DHT 형태로 전환된다. DHT가 모낭을 위축, 소멸 또는 솜털(연모) 형태로 남게 하는 결과를 초래하므로, 5α - 환원효소를 억제한다면 남성호르몬의 대사과정에서 DHT가 형성되지 않고 탈모를 방지할 수 있다.

② 여성형 탈모

남성탈모와는 달리 일정한 형태가 없이 전반적으로 탈모가 이루어지며 머리 가르마 부위가 엷어지는 것을 알 수 있다.

③ 원형 탈모

동전 모양의 탈모를 일으키는 것으로서 크기는 쌀알 크기에서 손바닥 크기로 다양하다. 원인은 확실히는 모르나 유전, 스트레스 등이 영향을 미치는 것으로 알려져 있으며, 머리카락 이외에 수염, 눈썹, 음모 등에서도 나타날 수 있다.

(2) 조모증

여성의 전 신체에 털의 수와 성장이 남성처럼 나타나는 증상으로 아버지의 유전인자가 딸에게 유전된 것이다. 원인으로는 호르몬 장애, 부신피질의 질병, 난소의 종양 등을 들 수 있다.

(3) 다모증

신체에 털이 증가하는 것으로 여성에게 많이 나타나는 증상이다. 간혹 내분비의 장애로 부신이나 난소에 종양 등의 이상이 있어 과도한 남성호르몬을 생성하는 여성에게서 나타난다. 하지만 대부분의 여성들에게 나타나는 다모증은 가계에 의한 유전적 요소나 신경질환 등에 원인이 있다.

(4) 무모증

선천적으로 털이 자라지 않는 증상으로 원인은 유전, 내분비 장애로 추측된다.

(5) 백모증

모발의 색이 탈색하는 생리적 현상으로 유전적인 소인에 따라 발생시기가 다를 수 있으며 일반적으로 40~60대에 나타나는 멜라닌 형성능력 부족현상이다. 이외에 심한 영양불량, 정신적 긴장, 결핵 등의 급성 열성질환에 의해 야기될 수 있으며, 이 경우 상태가 호전되면 다시 백모가 감소되기도 한다. 또한 원형 탈모증, X선 조사 후, 백반증 등의 경우에도 국소적으로 백모증이 발생한다.

4. 조갑

조갑은 손가락 및 발가락의 말단부를 보호하고 지지하는 기능이 있다. 조갑(손·발톱, nails)은 모발과 마찬가지로 경단백질인 케라틴과 이를 조성한 아미노산 특히 시스틴으로 주로 구성되어 있으며, 이외에 기질 0.1~1%, 황 3%, 칼슘, 마그네슘, 구리, 아연, 철 등의 미네랄과 미량원소들로 구성되어 있다. 수분은 7~10%로 피부에 비해 적은편이며 손·발톱의 경도는 함유된 수분의 함량이나 각질의 조성에 따라 좌우된다.

손톱과 발톱은 손끝과 발끝을 보호함과 동시에 물건을 집을 때나 걸음을 걸을 때 중요 역할을 한다. 또한 감촉을 느낄 수 있는 감각기관의 기능과 장식적 도구의 역할을 한다.

1) 조갑의 기능

① 손끝과 발끝을 보호

② 손·발톱 내의 진피층에 있는 신경과 혈관을 보호

③ 감촉을 느낄 수 있는 감각기관의 기능과 장식적 역할

④ 물건을 집을 때나 걸음을 걸을 때 받침대의 역할

2) 조갑의 건강

조갑의 상태는 연령, 건강, 계절에 따라 다르게 나타나며, 손가락과 발가락 끝을 보호해 주는 기관으로 모양이나 색으로 건강상태를 판단할 수 있다. 손톱이 갈라지거나 잘 부러진다면 비타민 부족, 신진대사 장애, 내부기관 장애, 단백질과 칼슘 부족이 원인이다. 엄지의 손·발톱이 손톱집을 파고드는 현상은 손톱, 발톱을 너무 짧게 잘랐거나 잘못 잘랐을 경우, 신발의 폭이 좁고 굽이 너무 높을 때, 발의 이상 형태, 유전 등의 원인이 있으며 건강한 손·발톱은 다음과 같다.

건강한 손·발톱

① 조상(네일베드)에 강하게 부착되어 있다.
② 단단하고 탄력이 있으며 둥근 아치를 형성한다.
③ 반투명한 핑크빛을 띠며 매끄럽고 광택이 나야 한다.
④ 세균에 감염되지 않아야 한다.
⑤ 수분이 약 10~18% 함유되어야 한다.

3) 조갑의 구조

① 조근(네일루트, nail root)

표피의 유핵층에 위치한 손톱과 발톱의 성장 장소로 새로운 세포조직이 형성되므로 매우 부드럽고 얇다. 이 부위의 부상 시에는 손·발톱에 장애가 발생한다.

② 조반월(루놀라, lunula)

완전히 각질화되지 않은 조체의 베이스 부분이 흰색의 반달 모양을 하고 있다.

③ 조체(네일보디, nail body)

조판(nail plate)이라고도 한다. 큐티클에서부터 손톱 끝까지 연장되는 손톱 본체를 의미한다. 조체 자체에는 모세혈관이나 신경조직이 없다.

④ 조상(네일베드, nail bed)

조체를 받쳐주는 역할을 하며 조체 밑에 위치한다. 조체 밑부분으로 지각신경조직과 모세혈관이 존재하여 모세혈관은 손톱이 핑크색을 띠게 하는 역할도 한다.

⑤ 자유연(프리에지, free edge)

네일베드가 끝난 지점부터 손톱 끝부분까지를 지칭한다.

⑥ 조소피(큐티클, cuticle)

손톱 주위를 덮고 있는 피부를 지칭한다. 미생물 등 세균의 침입으로부터 손·발톱을 보호한다.

⑦ 조구(네일그루브, nail grooves)

조상 양측면의 움푹 파인 손·발톱의 홈을 의미한다.

⑧ 조벽(네일월, nail wall)

조구를 덮고 있는 양측 피부를 의미한다. 외적 충격이나 압박으로부터 손·발톱을 보호한다.

⑨ 조모(손톱기질, Nail matrix)

조상피의 바로 밑에 위치, 손톱뿌리에 해당되는 곳으로 케라틴을 만들어내 새로운 손톱을 성장하게 하는 역할을 한다. 이 손톱기질 부분의 손상 시는 손톱 성장이 멈추거나 손톱 모양이 변형될 수 있다.

⑩ 조하막(hyponychium)

손톱 끝 밑에 있는 얇은 피부로 박테리아의 침입으로부터 손톱과 발톱을 보호한다.

그림 2-7. 손톱의 구조

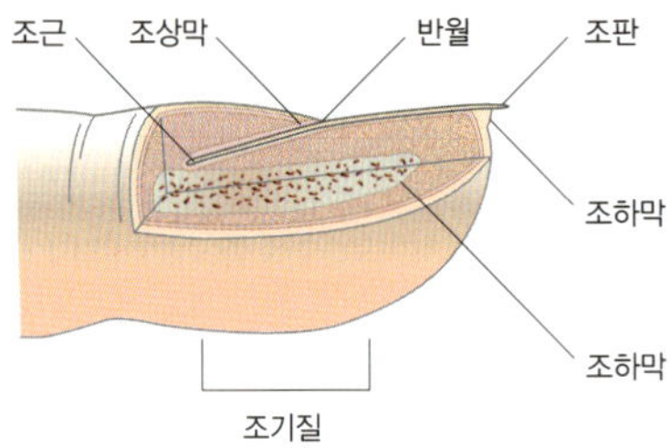

5. 치아

치아는 턱뼈에 뿌리를 두고 있으며 음식물을 잘게 만드는 소화의 전 단계 역할과 장식적인 효과를 갖고 있다. 특히 과거에는 저작 기능만으로 치아를 생각했지만 현대에는 치아와 관계되는 여러 가지 미관상의 기능도 중요시되며, 그 모양과 색상에 대한 관심이 높아졌다. 이에 따라 치아의 색깔과 형태 그리고 배열 등을 고쳐 입술 주위의 모습 및 얼굴 전체를 아름답게 만드는 것에 목적을 둔 미용적 개념의 치과가 일반인에게 많이 보급되고 있다.

6. 유선

유선은 피하조직층에 뿌리를 두고 있으며 지방에 둘러싸여 있고 피부바깥으로 가지를 뻗어 젖을 분비하는 엑스크레토리스선이다. 유방의 지방조직 속에는 20여 개의 젖샘엽이 있으며 그곳에 젖이 모이면 젖샘관을 통하여 각기 따로따로 유두로 개구한다. 젖샘은 유두에 개구하기 직전 넓어져서 젖이 모이도록 한다.

유선은 젖을 분비하는 기관으로 남성과 여성 모두에게 존재하지만 남성의 경우 소년기의 상태에서 성장을 멈추는 반면, 여성의 경우에는 계속 발육·성장하여 성인이 되면 육아기능을 담당한다. 즉 여성은 사춘기에 접어들면 여성 호르몬인 에스트로겐과 황체호르몬(프로게스테론) 등의 자극을 받아 가슴(bust)이 계속 커지게 된다. 그리고 임신 2개월경부터 가슴은 비대해지며 유두 부분의 색소도 짙어진다. 또한 수유기엔 유즙분비 호르몬인 프로락틴과 태반 락토겐에 의하여 유즙 분비가 촉진된다.

유방 주위의 근육을 정기적으로 마사지하면 유방의 처짐도 방지되고 탄력성도 증대된다.

그림 2-8. 가슴

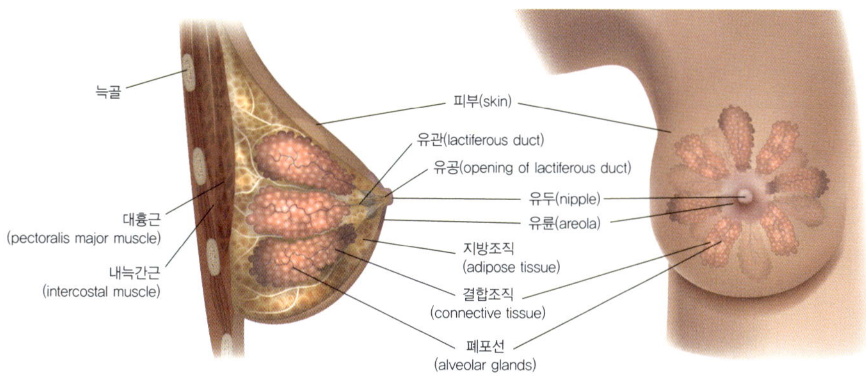

Chapter 3

D E R M A T O L O G Y

피부의 생리적 기능

피하조직의 지방층에 의한 쿠션 역할, 진피의 교원섬유와 탄력섬유에 의한 신축성, 각질층의 비후(일종의 굳은살) 등은 외부의 마찰이나 충격, 압박 등의 물리적 자극으로부터 피부를 보호한다.

1. 피부의 생리적 기능

1) 보호 기관으로서의 역할

(1) 기계적 자극으로부터 보호

피하조직의 지방층에 의한 쿠션 역할, 진피의 교원섬유와 탄력섬유에 의한 신축성, 각질층의 비후(일종의 굳은살) 등은 외부의 마찰이나 충격, 압박 등의 물리적 자극으로부터 피부를 보호한다.

(2) 화학적 자극으로부터 보호

피부 표면의 피지막은 pH 4.5~6.5의 약산성으로 외부의 알칼리 성분과 독극물을 중화한다. 외부의 화학적인 자극에 의해 일시적으로 피부산성도의 균형이 깨지더라도 원상태인 약산성 상태로 다시 돌아오려는 복원능력을 가지고 있어 화학적인 자극으로부터 피부를 보호한다.

(3) 세균 침입으로부터의 보호

피부 표면의 산성막은 pH 5.2~6.0의 약산성으로 세균 및 미생물의 침입을 억제한다. 또한 피지 중의 지방산도 세균을 억제하는 보호기능을 가지고 있다. 비누를 지나치게 사용하면 만성적으로 피부의 산성도가 균형을 잃어 피부는 세균에 대한 저항력을 잃고 감염되며 여드름도 쉽게 발생할 수 있다.

(4) 광선으로부터의 보호

피부가 자외선(광선)에 노출되면 자연적인 피부 보호작용으로, 일차적으로 각질층에서 자외선을 흡수하여 각질층이 비대해진다. 투명층에서는 자외선을 일부 분산시켜 유해한 자외선을 방어하는데, 기저층까지 흡수된 자외선은 기저층에서 멜라닌생성세포를 자극하여 멜라닌 색소를 형성함으로써 광선이 진피까지 흡수되는 것을 방어한다. 즉 자외선에 피부가 노출될 경우 멜라닌세포가 자외선을 흡수하여 피부를 보호한다. 또한 열과 광선에 의해 높아진 체온은 땀의 분비에 의해 내려가며 적절하게 조절된다.

2) 체온조절 기관으로서의 역할

외부의 온도가 높아지거나 낮아지거나 우리 인체는 일정한 체온을 유지(항상성)한다. 이러한 체온의 항상성 유지 작용에 각질층, 모발(Hair), 땀샘, 혈관이 중요한 역할을 하고 체온의 항상성 유지를 위해 피부는 체외 기온과 반응하여 혈액순환의 양이나 땀의 분비량을 조절한다. 즉 외부온도가 36℃ 이상으로 상승되면 혈관을 확장시켜 발한 작용이 일어나고, 외부온도가 28℃ 이하로 내려가면 피부 표면과 혈관 및 입모근이 수축하여 체온의 발산을 막아준다.

3) 저장 기관으로서의 역할

피부는 섭취한 영양물질을 에너지원으로 사용하고 여분의 영양물질을 저장하고 있다. 표피층과 진피층은 수분을 포함한 영양물질을 저장하고 있으며, 특히 피하지방 조직은 우리 신체 중 가장 큰 저장기관의 하나로서 각종 영양분과 수분을 보유하고 있다가 신체가 에너지를 필요로 할 때 에너지 급원으로 사용되는 창고 역할을 한다.

피하지방조직은 지방 외에 유동체나 염분도 저장할 수 있다.

4) 호흡 기관으로서의 역할

피부호흡은 피부 내의 신진대사 결과에 의해 생기는 CO_2를 피부 밖으로 보내고 신선한 산소(호흡 시 1% 정도의 산소)를 흡수하는 것을 의미한다. 지나치게 유분이 많은 화장품은 피부호흡을 불가능하게 한다.

5) 감각 기관으로서의 역할

피부 내에 있는 신경의 말단인 감각소체에 의해 압각, 촉각, 통각, 온각, 냉각 등의 감각을 느끼게 되고 피부의 이러한 신호로 뇌는 위험을 인식하며 즉시 몸의 각 기관에 지령을 해 위험으로부터 멀어지도록 하는 신체 방어기능으로서의 역할을 한다.

피부에는 $1cm^2$당 촉각점 25개, 압각점 6~8개, 통각점 100~200개, 온각점 1~2개, 냉각점 12개의 비율로 분포되어 있다.

그림 3-1. 감각소체

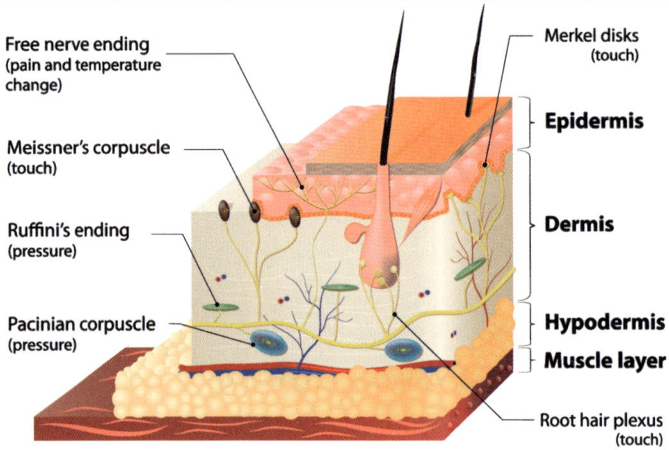

6) 분비 및 배설 기관으로서의 역할

피부는 피지선에서 피지를, 한선에서는 땀을 분비한다. 체내에 들어온 이물질이나 체내 신진대사에 따른 노폐물은 대부분 신장·폐·항문 등을 통해 배설되며 일부 적은 양의 이물질이나 노폐물은 땀과 피지와 함께 피부 표면으로 배설된다.

땀의 대부분은 피부 표면에서 증발하여 체온 조절에 도움을 주며, 증발되지 않은 땀은 피지와 함께 피부 표면에 지방막을 만들어 수분이 증발하지 않도록 방수막 역할을 한다. 특히 피지에 함유된 지방산은 살균작용을 하여 외부의 세균에 대해 방어 역할을 한다.

7) 흡수기관으로서의 역할

피부는 여러 물질을 생체 내로 흡수시키고 있다. 건강한 피부는 이물질의 침투를 막고 각질층, 한선, 모공을 통해 지방이나 수분에 용해된 물질을 흡수한다.

지용성 물질이나 알코올에 녹인 것의 흡수는 용이하나 수용성 성분은 쉽게 흡수되지 않기 때문에 유화제를 첨가하여 유제로 만들어 침투시킨다.

① 흡수가 용이한 물질

지용성비타민(A, D, E, F), 스테로이드계 호르몬, 페놀, 살리실산의 유기물과 금속으로는 수은, 비소, 납, 유황 등이 속한다.

② 흡수가 어려운 물질

수용성비타민인 비타민 B, C, 나이아신, 판토텐산 등이 이에 속한다.

2. 피부의 흡수

1) 흡수의 정의

(1) 침투(penetration)

피부에 사용된 어떤 물질이 피부 표면을 통하여 피부 내부로 물리적으로 침입하는 것을 의미한다.

(2) 투과(permeation)

침투된 물질이 표피를 통과하는 과정을 의미하며, 피부세포 자체, 세포간, 한선, 모낭을 통하는 경로로 진피로 유입된다. 투과작용은 내피층의 작용을 가능하게 해주는 전제조건이 된다.

(3) 흡수(absorption)

침투된 물질이 투과과정 속에서 생화학적으로 신체의 물질과 결합하거나 또는 자신의 고유한 방법으로 피부 물질 변화와 에너지 변화에 관여하게 되는 것을 의미한다.

(4) 재흡수(resorption)

피부에 투여한 물질이 피하에서 혈관이나 림프관 또는 조직에 흡수되어 투여물질의 작용이 모든 조직에 확산될 수 있는 것을 말한다.

2) 경피 흡수

피부 표면을 통하여 침투된 물질이 여러 경로를 거쳐 모공 또는 표피를 경유하여 진피까지 도달하여 확산되는 현상을 경피 흡수라 하며, 흡수된 물질은 혈액을 통하여 전 신체로 운반된다. 그러나 피부에는 흡수 방어기능이 있으므로 경피 흡수에는 제한이 있다. 따라서 피부에 가해지는 물질의 내용이나 피부의 상태에 따라 강제흡수가 이루어지기도 한다.

(1) 경피 흡수 경로

화장품의 유효성분이 피부를 통하여 생체 내로 흡수되는 경로는 크게 각질층을 통과하는 경로(transepidermal route), 피지선과 한선과 같은 부속기관을 통과하는 경로(transappendageal route)의 2가지 경로가 있다.

① 각질층을 직접 통과하는 경로

대부분의 성분들은 각질층을 통해 흡수되는 것으로 알려져 있으며 이 때 각질층이 경피 흡수의 가장 큰 장벽으로 작용한다. 각질층을 통한 경로는 세포통과 경로와 세포사이 경로로 나눌 수 있다.

– 세포통과 경로(transcellular route)

각질 세포를 직접 통과하는 경로로서 각질층 내의 케라틴화된 단백질 때문에 주로 극성이 높은 친수성 물질이 통과되는 경로이다.

피부에 가장 많은 양이 흡수될 수 있는 경로이나 일반적인 물질은 각질층까지는 통과되어도 과립층에 있는 레인막으로 인해 과립층 이하 유극층까지 통과하기는 어렵다. 때문에 흡수하기에 어려운 물질은 갈바닉 기기 등 전기기기를 이용한 이온화 요법에 의해 일시적으로 방어기능을 저하시킨 후 흡수가 가능하다. 스테로이드계 호르몬은 피부 세포 자체를 통과하여 흡수된다.

– 세포 사이 경로(intercellular route)

피부 각질 세포 사이의 비극성 지질층을 통과하는 경로로서 친유성 물질들이 통과하는 경로이다.

세포 사이 경로는 경피 흡수의 주된 경로이기는 하지만 피부가 어떠한 유효성분을 세포 사이 경로를 통해 각질층을 통과할 수 있는 가능성은 매회 사용량의 0.3%에 불과하다. 때문에 화장품 제조 시 흡수가 잘 안되는 성분은 그 화학구조를 바꾸어 이용한다.

리포좀 또는 초미립 캡슐을 이용한 고도의 기술화된 화장품이 바로 이러한 경로의 흡수를 위하여 제조된 것이다. 이들은 구조상 인체의 세포막과 유사하게 제조되어 세포 내로 유효성분을 쉽게 전달하는 특성을 가지고 있다.

② 모공이나 땀구멍(한공)을 통하여 진피에 도달하는 경로

피부 표면의 커다란 구멍인 모공과 땀구멍을 통하여 모낭벽, 피지선, 한선을 거쳐 진피에 흡수되는 경로로 부속기관 통과 경로(transappendageal route)라고도 한다. 전체 표면의 0.5%를 차지하는 아주 적은 부분이지만, 각질층을 통과할 수 없는 큰 분자량의 물질이 확산기전에 의해 매우 신속하게 흡수되는 특징이 있다.

이온화된 약물이나 일부 수용성 약물들은 부속기관을 통한 경로가 각질층을 통한 경로보다 속도가 빠르다.

그림 3-2. 피부의 경피 흡수 경로

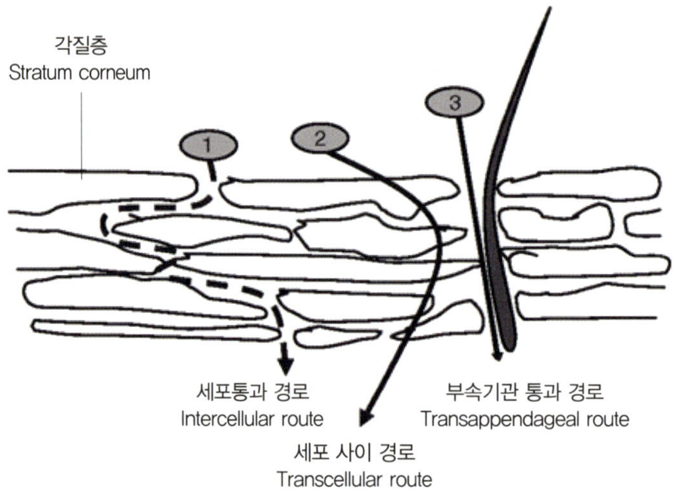

3) 흡수에 영향을 주는 요인

(1) 피부의 습도와 온도

각질층의 습도가 높으면 각질층이 연화되어 물질의 투과가 잘되고 각질층의 온도가 상승하면 모공이 열려 투과가 잘된다. 따라서 피부미용관리를 실시할 때 스팀을 쐬거나 온습포를 이용하면 효과적이다.

(2) 각질층의 두께

각질층이 두꺼운 발바닥이나 손바닥에서는 물질이 잘 흡수되지 않는 반면에, 각질층이 얇은 얼굴에서는 물질이 잘 흡수되며, 각질층이 없는 점막에서는 흡수가 훨씬 잘된다. 각질층이 얇은 피부는 유해물질의 흡수도 용이하므로 예민 반응이 쉽게 일어난다.

(3) 피부의 혈류량

피부의 혈류량이 많을수록, 즉 혈액순환이 잘될수록 흡수가 용이하다. 우리가 목욕 직후 혈액순환이 잘될 때 평소에 비해 영양물질이 훨씬 쉽게 흡수되며, 피부미용관리 시 영양물질을 도포하고 적외선을 조사하면 혈액순환 촉진작용에 의해 영양물질의 흡수가 빨라진다.

(4) 연령

유아와 노인의 경우, 일반 성인에 비해 피부의 두께가 얇으므로 흡수가 잘된다.

(5) 물질의 상태

피부 표면은 자연적인 유화상태(emulsion)인 피지막으로 덮여 있으므로 이러한 유화상태와 유사한 친유성 물질(lipophilic substance)의 흡수가 용이하다. 또한 피부에서 장벽 역할을 하는 각질층의 사이사이에는 지질이 위치하므로 친유성 물질이 유리하게 흡수된다. 이러한 이유로 화장품의 조제방법에서는 일반적으로 물과 오일을 유화시킨 상태에서 유효성분을 첨가하여 피부에 흡수시킨다.

지방 중 식물성 지방과 동물성 지방은 잘 흡수되지만 광물성지방(바셀린, 파라핀)은 피부에 흡수되지 않는다. 화장품에서는 식물성 지방이나 동물성 지방을 용매로 이용하여 물질을 흡수시키는데, 특히 양모에서 추출해 낸 라놀린(lanolin)은 수분을 흡수하여 잘 지탱하는 특성이 있어 유화제로 흔히 사용된다.

흡수물질의 분자량(분자의 크기)은 각질층 세포 사이의 간격(200~220㎚)과 관련하여 이보다 작아야 침투와 투과가 쉽다. 이 간격은 작용물질의 인력과 관련하여 유동적으로 변화한다. 그러나 물질의 화학적인 특성은 단순한 분자의 크기보다 침투와 투과 능력에 더욱 큰 영향을 미칠 수 있다.

물질은 피부 내부의 구성성분과 유사할수록 피부와의 친화력이 강하다. 이러한 물질의 경우 피부 내부의 물질보다 농도가 진하면 농도차에 의한 확산작용에 의해 더욱 흡수가 용이하게 된다.

식물에서 추출해낸 에센셜 오일류는 수용성 및 지용성 물질과 혼합해서 사용할 때 피부에 잘 흡수되는데 이러한 성분은 피부에 흡수된 후 혈액순환계를 따라 인체의 세포와 조직에 전달된다. 일반적으로 24시간 후에는 인체 밖으로 배설된다.

4) 경피 흡수 촉진방법

(1) 물리적인 방법

대표적인 것은 이온영동법(iontophoresis)으로 피부에 이온화될 수 있는 물질들을 물리적인 방법인 갈바닉기기를 이용하여 흡수시키는 방법이다. 이외에 고전압을 이용한 약물침투법인 일렉트로포레이션(electroporation), 초음파를 이용하여 약물이 생체막을 통과해 피부에 침투하게 만들어 주는 소노포레시스(sonophoresis) 등이 있다. 이것들은 흡수가 어려운 수용성 물질들의 흡수를 용이하게 한다.

또 다른 물리적인 방법으로는 피부미용관리 시 마사지(매뉴얼 테크닉)라는 역학적인 압력을 주어 사용물질이 각질을 통과하거나 모낭 및 피지선, 한선을 통해 투과되기 용이하게 만드는 것이다. 마사지는 혈액과 림프의 흐름을 촉진시켜 물질의 흡수와 재흡수를 도와준다. 최근에는 분자량이 매우 큰 약물이나 이온화 혹은 극성화가 어려운 물질도 피부에 효과적으로 침투할 수 있게 하는 MTS(Microneedle Therapy System)혹은 AMTS 를 이용한 테라피시스템 방법도 이용되고 있다.

그림 3-3. 물리적인 방법에 사용되는 미용기기

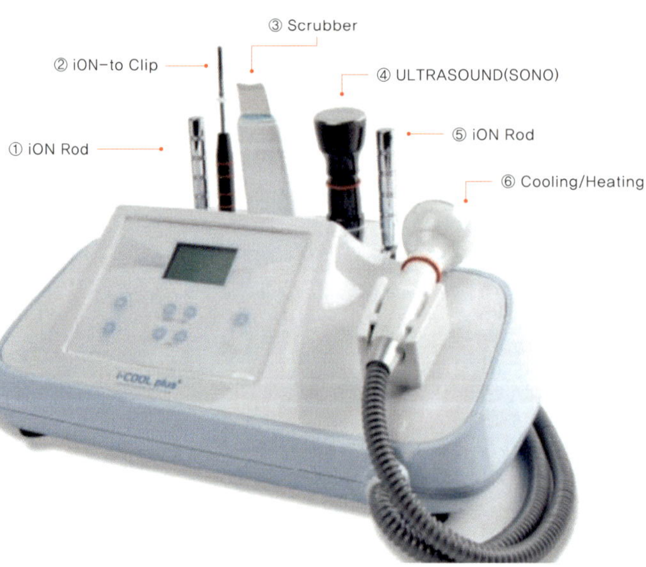

그림 3-4. 제형학적 방법(대표적인 리포좀)

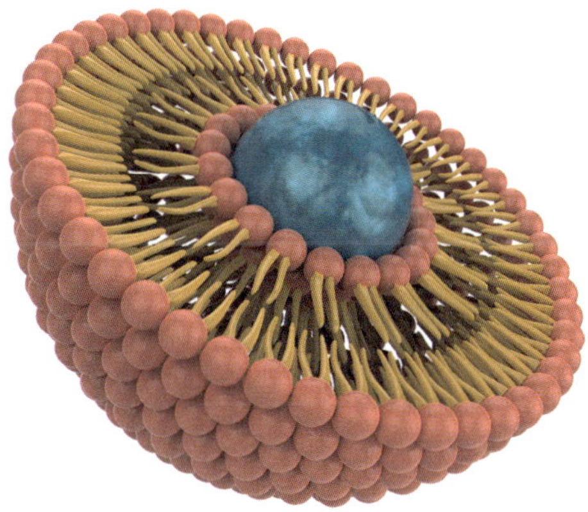

(2) 화학적인 방법

각질층을 분해시키고 피부의 수분량을 증가시켜 흡수를 촉진하는 방법을 말한다. 화학적인 방법으로는 살리실산과 글리콜산 등의 AHA 성분으로 각질층 장벽의 단단한 결합을 와해하면 각질층이 쉽게 분해되어 흡수가 용이해진다. 이외에 흡수촉진제로 요소(Urea), 에탄올, 프로필렌글리콜 등이 화장품의 보조성분으로 이용되며 에센셜 오일(정유) 또한 경피흡수를 촉진시킨다.

(3) 제형학적인 방법

대표적인 제형학적 방법은 리포좀(liposome)이다.

리포좀은 피부에 손상을 주지 않으면서 활성성분을 피부로 전달하기 위한 약물 전달 시스템(Drug Delivery System, DDS)을 활용한 제형학적 방법이라 할 수 있다. 이 외에 제형학적 경피 흡수 촉진법으로는 고분자 마이셀, 고분자 수화젤, 나노 에멀젼, 에토좀 및 탄성리포좀 등이 있다.

5) 침투, 흡수의 증명

피부 내부와 피하의 침투, 흡수작용을 증명할 수 있는 방법은 다음과 같다.

① 사용한 제품이 피부 표면으로부터 소실하는 것을 관찰하게 된다.

② 일정시간이 지난 후 각질 부스러기 또는 피부층 조각을 통해 표피 각층에서 성분을 측정한다.

③ 사용성분이 혈청에서 확인되는지 조사한다.

④ 24~28시간 이내에 대변이나 소변에 사용된 성분이나 분해산물들이 나타나는지 조사한다.

3. 피부의 pH

pH는 어떤 물질이 용액 속에 용해되어 전체가 용액상태가 되었을 때 그 용액 속에 들어 있는 수소이온농도(hydrogen-ion concentration)를 표시하는 단위이다.

pH 값은 0~14까지 15단계로 수소이온의 농도를 나타내는데, pH 0은 가장 강한 산성도를 나타내는 산성의 극대치이며 그 수치가 올라갈수록 산성도는 약해지다가 pH 7이면 중성이 되고 다시 그 수치가 그 이상 올라가면 알칼리성이 강해진다. 인체조직에 이상적인 산성도는 pH 4.9~7.4이다. 피부의 pH는 신체부위, 성별, 연령, 피부층, 피부유형에 따라 다르며 계절, 기후, 목욕 및 세안조건, 화장품, 영양상태 등 외부 여건의 영향을 받는다.

피부심층은 혈장의 pH와 같은 7.2~7.35 정도이고, 전신에 걸쳐 외피의 범주는 pH 4.5~6.5, 얼굴(피부)의 이상적인 pH는 5.2~5.8 정도의 약산성이다. 산 자체는 세균을 살균하는 작용을 가지므로 산성막이라 불리는 약산성인 피부의 피지막은 박테리아 등의 세균으로부터 피부를 보호한다. 그러나 어떤 이유에서 건강한 피부의 약산성인 pH 5.2~5.8이

깨지게 되면 세균이나 박테리아의 침입이 용이해져 피부염이 발생하게 된다. 따라서 우리의 피부는 산에 강하고 알칼리에 약하다고 할 수 있다. 그러나 피부는 피부 표면이 알칼리 상태가 되어도 원래의 상태인 약산성의 상태로 회복하는 능력이 있다.

예를 들면, 알칼리성 비누 사용 등으로 피부의 산성도가 파괴되어도 약 2시간 이상이 경과하면 피지막이 어느 정도 복구되어 피부 표면은 자연히 약산성 상태가 된다. 이와 같이 알칼리성을 중화해 원래의 pH로 환원시키는 표피의 능력을 중화능력이라고 하며 생활습관, 저항력, 성별, 인종, 건강상태, 계절 등의 상황에 따라 달라진다.

피부가 알칼리성으로 변하게 되면 저항력이 약해지고 세균의 번식에 의해 피부병이 생기기 쉽다. 여드름 피부의 경우 pH 7~8, 소양증피부는 pH 7.5~9로 높다. 반면 두피의 경우 다른 부위에 비해 비교적 피지의 분비가 많기 때문에 pH 4.8 부근의 산성을 띤다.

그림 3-5. 피부의 pH구분

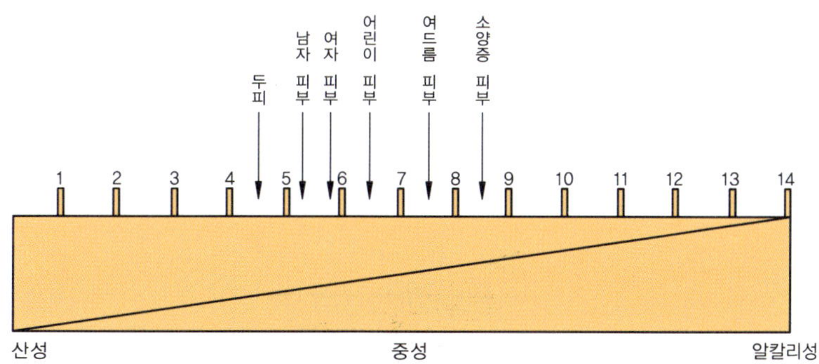

4. 항상성

항상성(homeostasis)은 '항상 일정한 상태를 유지한다'라는 뜻이다. 생체는 여러가지 외부적인 변화에도 불구하고 내부적으로 항상 일정한 생리적인 상태(혈액의 양, pH, 체온, 삼투압, 전해질 농도)를 유지하는데 이를 항상성이라 부른다.

피부의 항상성은 땀에 의해 수분이 유지되어 피지막이 수분의 증발을 막아준다. 피부의 항상성이 깨지면 피부에 문제가 생기게 되는 것이다.

그림 3-6. 항상성 – 체온조절 과정

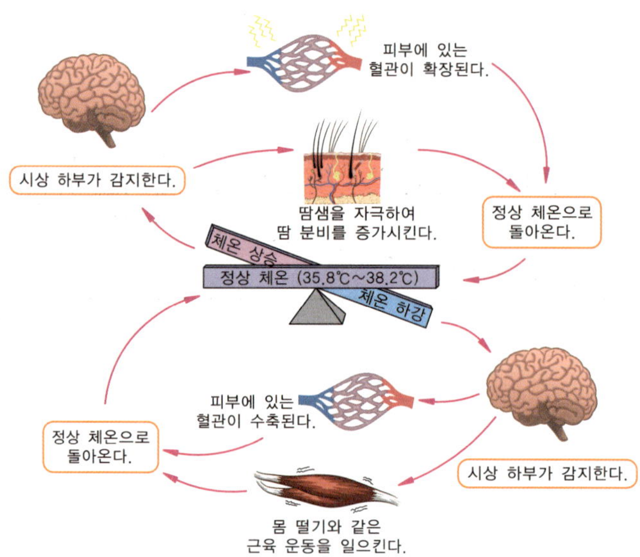

Chapter 4

DERMATOLOGY

피부의 유형

피부의 유형은 피부의 색깔, 매끄러움과 거칢, 탄력성처럼 육안으로 보이는 요인이 아닌 땀샘과 기름샘의 기능에 따라 크게 정상피부(중성피부), 건성피부, 지성피부, 복합성피부의 4가지 유형으로 분류할 수 있다.

1. 일반적인 피부유형

피부의 유형은 피부의 색깔, 매끄러움과 거칢, 탄력성처럼 육안으로 보이는 요인이 아닌 땀샘과 기름샘의 기능에 따라 크게 정상피부(중성피부), 건성피부, 지성피부, 복합성피부의 4가지 유형으로 분류할 수 있다. 또한 피부의 유형은 개인의 연령, 성별, 유전인자, 신체조건, 심리 상태, 영양 상태와 기후, 계절 등의 외부환경 등에 따라 항상 변화할 수 있다.

적절한 피부관리 제품 선정과 시술방법을 처방하기 위해서는 각 피부유형과 그 특성을 이해하고 분석할 수 있는 전문가적인 능력을 보유하고 있어야 한다. 그러므로 여러 가지 피부유형을 이해하기 전 먼저 건강한 피부의 특징을 이해하여야 한다.

건강한 피부

① 한선과 피지선의 기능이 좋아 피부가 촉촉하고 윤기가 있다.

② 혈액순환이 잘되어 영양공급이 원활하며 분홍빛의 안색을 띠어야 한다.

③ 피부의 유·수분의 균형이 적당하여 피부가 부드럽고 모공이 섬세하여야 한다.

④ 피부의 신진대사 기능이 좋아 각질의 두께가 적당하고 표면이 매끄러워야 한다.

⑤ 콜라겐 섬유와 엘라스틴 섬유가 튼튼하여 피부의 탄력성이 좋으며, 잔주름이 적어야 한다.

⑥ 피부의 장애(색소 침착, 여드름 요소 등)가 없는 청결한 피부여야 한다.

1) 정상피부

정상피부(normal skin, 중성피부)는 육안으로 보거나 가볍게 대충 만졌을 때에 완벽해 보이고, 피지선과 한선의 기능이 정상적인 피부상태로 피부의 생리기능 모두가 정상적인 활동을 하는 피부를 의미한다.

피부 노화가 진행(24~25세)되기 이전인 10대, 20대 초반의 젊은 연령층에서는 특별히 지성, 여드름성, 민감성 피부를 제외하고는 대부분 정상피부(중성피부)이다.

정상피부는 전반적 기능이 정상적이어서 아름답고 건강한 피부상태이지만, 이 건강한 피부상태가 오랫동안 그대로 유지되는 것이 아니라, 여러가지 요인에 의해 피부 유형이 변할 수 있으므로 피부상태에 따른 적절한 관리 방법과 꾸준한 관리가 필요하다.

(1) 특징

① 피지와 땀의 분비가 적당하다.

② 피부결이 섬세하고 곱고 부드럽다.

③ 유·수분의 발란스가 좋다.

④ 모공의 크기가 적당하고 촘촘하며 눈에 잘 안 보인다.

⑤ 혈액순환이 원활하여 혈색이 좋고 피부가 촉촉하다.

⑥ 피부의 수분 함유량이 12% 정도이며 촉촉하다.

⑦ 세안 후 당기거나 번들거림이 별로 없고 끈적임이 없다.

⑧ 주름이나 기미 주근깨 같은 색소 침착, 여드름, 잡티 현상이 없다.

⑨ 단단한 조직으로 신축성과 탄력성이 좋다.

⑩ 피부에 윤기가 나고 주름이나 색소가 없다.

⑪ 피부 트러블이 잘 일어나지 않는다.

⑫ 세균에 대한 저항력이 있다.

(2) 화장품 도포 및 관리법

① 비누 세안을 지나치게 자주하지 않는다.

② 평상시에 정상피부를 유지하기 위한 기초 손질을 충실하게 한다.

③ 연령이나 계절에 맞는 화장품을 선택하여 규칙적인 관리를 한다.

④ 유분이 많은 제품이나 재생 라인의 제품은 연령 등을 고려하여 선택한다.

⑤ 1일 2회의 적절한 클렌징(아침: 미온수, 저녁: 이중세안)과 pH 밸런스를 유지한다.

⑥ 주 1회 정도 딥클렌징(효소, 스크럽, AHA, 고마쥐)으로 각질을 정리해 준다.

⑦ 보습팩이나 영양팩 위주로 하며 계절에 따라 마사지나 팩의 횟수를 조절한다.

⑧ 피부에 영향을 미치는 외적환경(냉방, 난방, 찬바람, 강한 태양광선 등)과 스트레스 등의 내적환경에 주의한다.

⑨ 균형 잡힌 영양 섭취, 충분한 수면과 규칙적인 생활을 한다.

2) 건성피부

피부유형은 피부의 조직상태, 보습상태, 피지 분비상태 등에 의해 다양하게 구분된다.

관리 전에는 우선 피부조직을 관찰한 후 피부 배열상태나 모공의 크기, 투명도 등을 측정하게 된다. 피부의 보습상태에 따른 피부유형으로는 일반 건성, 표피 건성, 진피 건성으로 나눌 수 있다. 그리고 피지 분비상태에 따른 피부유형으로 정상피부(중성피부), 지성피부, 건성피부, 복합성피부 등으로 나눌 수 있으며 지성피부에서 파생된 유형으로 지루성, 건지루성, 여드름, 코메도 피부 등이 있다.

피부유형은 연령이 많아지면서 나타나는 생리적인 노화현상, 외부환경, 잘못된 피부 관리습관, 부적절한 화장품, 피부의 보습능력 저하 등의 내외적 요인에 의해 변화되기 쉬우며 위에 분류한 유형 외에도 다양한 형태로 구분할 수 있다.

(1) 원인

일반적으로 건성피부(dry skin)는 피지선의 기능저하와 한선 및 보습능력의 저하로 인하여 유분 함유량과 수분 함유량이 10% 이하로 부족한 피부를 의미한다. 선천적으로 피부조직이 얇으므로 보호역할을 하는 각질층이 얇고, 땀샘과 피지선의 분비가 원활하지 못하므로 피부보호막(hydrolipid mantle)이 불안정하다.

그 밖에 갑작스런 다이어트나 영양 부족, 냉방, 난방, 사우나 등 급격한 온도 변화를 자주 접하였을 경우, 심한 일광욕, 강한 알칼리성 비누의 과도한 사용, 호르몬 불균형과 같은 요인, 신경과민, 장기간 피부 손질을 안 하였을 경우, 잦은 면도와 같은 지속적인 외부 자극 등이 원인이다.

(2) 특징

① 유·수분이 부족하여 두피와 머릿결이 건조하게 된다.

② 피부가 윤기가 없으며 푸석푸석하고 순환이 안 된다.

③ 외관상 모공이 작고 피부결이 섬세해 보이며 잔주름이 잘 생긴다.

④ 볼 부위가 트고 갈라져 있고 건조하다.

⑤ 각질이 쉽게 생긴다.

⑥ 각질층의 수분 함량이 10% 이하로 부족하다.

⑦ 피부 표면이 항상 건조하며 윤기가 없다.

⑧ 피부결이 곱고 피부 두께가 얇다.

⑨ 피부가 거칠고 늘어지며 건조하다.

⑩ 표피가 건조하고 민감하다.

⑪ 피부 트러블이 잘 생기며 예민해지기 쉽다.

⑫ 세안 후 피부의 당김이 심하다.

⑬ 화장이 잘 받지 않고 들뜬다.

⑭ 눈가에 주름이 있고 모공이 작다.

⑮ 여드름류가 없으며 모공이 작다.

⑯ 표정에 따라 잔주름이 쉽게 생긴다.

⑰ 소구(모공)와 소릉(땀구멍과 땀구멍 사이)의 높이 차가 거의 없으며 선명하지 않다.

⑱ 피부저항력이 약하여 조그만 자극이나 상처에도 쉽게 아물지 않는다.

(3) 화장품 도포 및 공통적 관리법

① 세안 시 너무 뜨겁거나 차가운 물은 피한다(미지근한 물 세안).

② 과도한 자외선, 일광욕, 사우나 등으로 피부의 수분이 증발되지 않도록 한다.

③ 잦은 세안 및 강한 알칼리성 제품 사용은 피하고, 보습력이 우수한 약산성 세안제를 사용한다.

④ 건성피부에 효과적인 클렌징제품(로션, 오일, 액상), 유연화장수를 사용한다.

⑤ 악건성일 경우 알갱이가 함유된 크림 사용을 피하고, 관리 시 지나친 스팀을 쐬지 않는다.

⑥ NMF, 콜라겐, 히알루론산, 세라마이드 등 보습물질이 충분히 함유된 에센스를 바른다.

⑦ 비타민 A, E, 호호바 오일 등의 식물성 오일이 충분히 함유된 영양크림을 바른다.

⑧ 보습과 탄력에 도움이 되는 고농축 영양에센스와 영양크림을 바른다.

⑨ 눈 주위, 목 주위에도 보습크림을 도포하고, 바디피부는 더욱 건조하기 쉬우므로 로션이나 오일을 바르도록 한다.

⑩ 1주에 1~2회 수분과 유분이 적절히 함유된 영양마사지와 팩으로 피부에 영양을 공급해 준다.

⑪ 일반적으로 아침에는 O/W타입의 보습영양크림, 저녁에는 W/O타입의 유분영양크림, 여름·겨울철·환절기에는 피부의 건조 상태에 따라 아침, 저녁으로 O/W타입을 사용한다.

⑫ 비타민 A가 함유된 식품류(녹황색 야채, 간, 난황, 버터)를 충분히 섭취한다.

⑬ 물을 충분히 마셔 수분을 공급한다.

(4) 건성피부의 종류

① 수분부족 건성피부(dehydrated skin or moisture day)

수분부족 건성피부는 땀샘의 기능저하, 또는 땀샘이나 피지선은 정상이나 후천적 요인에 의해 피부세포가 지닌 수분량의 부족으로 오게 된다. 이러한 수분부족 건성피부는 피부가 예민해지기 쉬우므로 조기노화로 발전되기 쉽고, 외관상으로는 T존 부위의 모공만 조금 크다.

수분부족 건성피부는 진피 수분부족과 표피 수분부족으로 나뉜다.

a. 표피 수분부족 건성피부(superficial dehydrated skin)

유분과 수분이 부족한 피부(alipid skin)보다는 덜 예민하나 트러블은 가장 심한 피부이다.

건성화가 표피 부분에서 나타나는 점에서 일반 건성피부와 피부 증상면에서는 매우 비슷하지만 피지 분비 부족, 호르몬 분비 저하라는 내적요인에 의한 것이 아니라 외적 요인에서 기인한다는 점이 다르다. 즉, 피부조직의 보습기능과 피지 분비기능이 정상적이라도 외적 환경요인에 의해 장기간 건조한 상태에 피부가 놓이게 되면 피부의 수분 증발이 지속적으로 일어나 표피가 건성화된다. 또한 피지가 많은 지성피부의 경우에도 피부관리를 소홀히 하거나 관리를 잘못했을 경우 표피 수분부족 피부가 유발된다.

특징

- 젊은 층에 많이 나타난다.
- 표정원인성 주름이 쉽게 나타나지 않는다.
- T존 부위만 약간의 유분기가 있으며 국부적으로 모공이 크다.
- 수분부족으로 각질 탈락과 당기는 증상이 심하며 잔주름이 쉽게 형성된다.
- 알레르기 증상이나 가려운 소양감을 동반한다.

관리법

표피 수분부족 피부는 건성피부의 공통적 관리방법으로 관리하면서, 보습물질이 고단위로 함유된 O/W타입의 보습영양크림, 보습앰플, 보습영양농축액, 보습 마스크류를 규칙적으로 사용함으로써 조기에 진피 수분부족 피부로 발전되어 가는 것을 예방하도록 한다.

b. 진피 수분부족 건성피부(deep dyhydrated skin)

피부 자체의 내적 원인에 의하여 초래되는 유형으로 보습기능 자체가 문제가 되어 형성된다. 즉, 섬유조직을 형성하는 섬유아세포(fibroblast)의 기능에 이상이 생겨 진피의 콜라겐 섬유조직 생성에 문제가 생기거나 기존의 콜라겐 섬유조직이 손상되는 데 원인이 있다. 이것을 일반적으로 일어나는 자연적 노화현상의 한 형태로 볼 수 있다. 그러나 자연적 노화현상에 못지않게 20대의 젊은 나이에도 섬유아세포와 콜라겐 섬유조직이 손상되면 노화 피부와 같이 진피 수분부족 피부가 될 수 있다.

그 대표적 원인으로는 과도한 자외선, 공해에 의해 피부 내부에 생성되는 유리기들이 섬유아세포를 파괴하고 콜라겐과 엘라스틴 조직을 손상시키는 것이다. 이외에도 지나친 다이어트로 인한 영양 결핍, 섬유아세포의 활동이 저하되는 경우, 표피 수분부족 피부가 장기간 방치되는 경우에도 진피 수분부족 피부가 초래된다.

특징

- 피부 당김이 피부 내부에서부터 심하게 느껴진다.
- 눈 밑, 입가, 뺨, 턱 부위에 늘어짐이 심하다.
- 피부조직이 거칠고 생명력이 없어 보인다.
- 색소침착이 발생하기 쉽다.
- 굵은 주름이 형성된다.

관리법

- 건성피부의 공통적 관리방법으로 관리하면서, 피부의 진피층까지 수분과 영양물질을 흡수시키는 것이 중요하다.

- 갱년기 또는 에스트로겐 분비가 부족할 경우에도 피부 건조증상이 나타나므로 산부인과 치료 유무를 관리와 함께 체크하도록 한다.
- 특별히 깊숙이 흡수되는 제품을 선택하며 손으로 하는 마사지(매뉴얼 테크닉)법 뿐만 아니라 초음파기기, 갈바닉 등의 기기를 함께 사용하여 관리하는 방법을 취한다.

② 유분부족 건성피부(oily dry skin)

영양 부족, 광물성이나 동물성 오일이 함유된 크림 등의 오랜 사용 등이 원인이 되어 피지선의 기능이 저하된 상태이다.

모공은 작고 섬세한 편이며 당김이 심하고 조기 노화현상인 잔주름이 많다.

관리법

- 건성피부의 공통적 관리방법으로 관리하면서, 정기적인 마사지를 통하여 피지선의 기능을 활성화시키는 것이 중요하다.
- 비타민 A, E와 같은 양질의 식물성오일이 함유된 크림을 사용한다.

③ 수분과 유분부족 건성피부

모공이 무척 작아 눈으로 확인이 잘 안되며 코의 모공도 작다. 그러므로 피지막형성이 저조하여 피부에 수분증발 현상이 나타나며 항상 당기는 느낌을 갖게 된다.

심할 경우 피부가 가려운 소양증뿐 아니라 잔주름이 쉽게 형성된다.

피부조직 또한 얇아 예민한 증상을 동반하므로 자극을 받지 않도록 주의한다. 각질탈락이 나타나기 쉬우나 수분부족 건성피부보다는 덜하며, 전체적인 노화 진행속도가 빠른 피부라 할 수 있다.

원인은 유전적인 경우가 대부분이다. 즉, 땀샘과 피지선의 기능저하가 원인이며 피부의 수분부족이 장기화될 경우 자연히 유분부족 현상까지 동반되는 경우가 많다.

관리법

- 심한 냉난방으로 건조해진 공기에 오래 머무르지 않도록 주의한다.
- 수분과 유분을 동시에 주는 관리를 한다. 즉, 수분관리를 위해 고기능성 세라마이

드나 히알루론산 등이 함유된 에센스를 사용한 후 식물성오일이 함유된 유분크림으로 마무리하여 수분증발을 억제한다.

- 순환촉진 마스크나 노화용 마스크는 하지 않도록 하며 보습이나 진정 위주로 관리하도록 한다. 예민한 증상이 있으므로 진정 제품을 동시에 사용하도록 한다.

3) 지성피부

지성피부는 피지선과 땀샘의 기능에 따라 유성지루성(seborrhoea oleosa) 피부와 건성지루성(seborrhoea sicca) 피부로 나눌 수 있다.

유성지루성 피부는 각질층이 유난히 두껍고 유분이 많은 피부로 세균에 대한 저항력이나 방어능력이 약한 피부이다. 건성지루성 피부는 땀샘의 기능이 저하되어 있어 당김이 심하고 쉽게 자극을 받는 피부이다.

그러나 일반적인 지성피부는 건성피부와는 반대로 피지선의 기능이 발달하여 피지 분비량이 많은 피부로 젊은층이나 남성들에게 많은 유형이다. 또한 사춘기와 같이 남성호르몬인 안드로겐이 증가되는 시기에 피지 분비가 많아지게 된다.

이외에 후천적인 요인으로는 신경부담으로 인한 스트레스 호르몬의 증가, 갑상선호르몬의 불균형, 황체호르몬의 증가, 고온다습한 기후, 오염된 환경, 위장 장애, 변비 등이 작용할 수 있다.

(1) 특징

① 모공이 보이며 피부 표면이 귤껍질 같아 보인다.

② 세안 후 당기지는 않지만 끈적임이 있다.

③ 피부 표면의 번들거림이 있고 피부가 거칠다.

④ 화장이 잘 지워진다.

⑤ 과각질화 현상이 있어 피부가 두껍게 보인다.

⑥ 혈액순환장애로 피부색이 창백하다.

⑦ 표피성 잔주름이 쉽게 나타난다.

⑧ 소구(모공)가 깊고, 소릉(땀구멍과 땀구멍 사이)이 높으며 불규칙하다.

(2) 화장품 도포 및 관리법

① 피부보호막을 유지하면서 노폐물 제거 효과가 우수한 젤 타입의 클렌징제품을 사용

② 과다한 각질을 제거하기 위해 규칙적으로 필링을 해준다.

③ 코메도 유발 성분이 함유되지 않은 피지 분비 조절 전용 제품을 사용

④ 소염, 진정, 모공을 수축시켜 주는 성분이 함유되어 있는 화장수를 사용한다.

⑤ 오일, 유분이 많이 함유된 크림, 마스크류의 사용을 피한다.

⑥ 비타민 A, B군(B, B_2, B_6)이 함유된 식품을 섭취한다.

⑦ 기호식품의 과다 섭취, 당분이 함유된 식품이나 기름진 음식을 피한다.

⑧ 유성 지루성피부는 겔 또는 플루이드 타입의 무지방 제품을 아침저녁으로 사용하고, 건성 지루성피부는 보습효과가 뛰어난 O/W 타입의 에멀션(emulsion)을 사용한다.

⑨ 메이크업은 오일이 함유되지 않은 파운데이션이나 지성용 특수 파운데이션, 또는 파우더만을 사용한다.

4) 복합성피부

복합성피부(combination skin)는 넓은 의미로 본다면 부위에 따라 서로 다른 피부유형이 한 얼굴에 복합적으로 나타나는 것이다.

일반적으로 복합성피부는 지성이나 중, 건성피부가 나이가 들어감에 따라 또는 피부관리 습관, 환경적인 요인, 호르몬의 불균형 등의 후천적 요인이 가속적으로 작용하면서 피부유형이 변화되어 나타난다.

흔히 볼 수 있는 복합성피부는 T존(T-zone) 부위는 지성피부 또는 여드름피부인데 비해 눈 주위, 광대뼈, 뺨 부위는 급격한 수분부족 현상으로 건성화되고 민감해진 피부이다.

민감해진 피부는 적절한 관리가 이루어지지 않는 경우 모세혈관확장증 또는 모세혈관파혈증의 형태로 악화된 복합성피부가 될 수 있다.

이러한 복합성피부는 부위별로 철저한 관리를 해주어야 문제성 피부가 되는 것을 방지할 수 있는 까다로운 피부로, 관리 소홀 시에는 T존 부위에 여드름이 발생하기 쉽고 눈 주위, 뺨 부위는 모세혈관확장증 또는 모세혈관파혈증까지 초래하는 극단적 문제성 피부로 발전할 수 있다.

(1) 특징

① 피지 분비량의 불균형으로 두 가지 이상의 피부유형이 나타난다.

② T존 부위를 제외한 다른 부위는 건성화되어 심하게 당긴다.

③ 피지가 많은 곳은 여드름이나 뾰루지가 나고 모공이 크고 거칠다.

④ 화장품에 의한 면포(comedo) 형성이 잘된다.

⑤ 메이크업이 고르게 잘 받지 않는다.

⑥ 광대뼈 부위에 기미가 나타나는 경우가 많다.

(2) 화장품 도포 및 관리법

① 적당한 유·수분 화장수를 사용한다.

② 세안과 딥클렌징은 T존 위주로 주기적으로 철저하게 해야 한다.

③ 두 가지 피부타입이 복합적으로 나타나므로 화장품(화장수, 크림, 팩 등)을 T존과 U존 부위를 피부상태에 따라 다르게 적용한다.

④ 적당한 수분과 유분의 공급을 위해 영양 화장수나 유액을 사용하며 영양 크림을 사용할 때에도 번들거리는 부위는 양을 조절한다.

⑤ 민감해진 부위는 민감성피부와 동일한 방법으로 관리한다.

2.
문제성 피부유형

1) 여드름피부

여드름피부는 지성피부에서 파생된 피부유형으로 피지선의 만성 염증성 질환이다. 피지 분비가 많은 부위인 얼굴, 목, 가슴과 등(V 형태) 부위에 주로 발생한다.

이러한 여드름은 흔히 볼 수 있는 피부트러블로 피부의 분비물 즉 죽은 세포, 세균, 피지 등이 모공을 막는 모공입구의 폐쇄로 인해 모공으로부터 화농반응이 일어나 피부구조가 파괴된다. 화농을 일으킨 것이 곧 여드름으로 여러 형태의 피부병변이 나타난다. 후유증으로는 모공 확장, 색소 침착, 귤껍질 모양의 흉터 등이 발생할 수 있다.

(1) 여드름 발생시기

① 영아기

신생아 시기, 즉 생후 4주 이내에 여드름 모양의 피부 발진이 얼굴에 나타나는 경우가 있다. 흔히들 태열이나 지루성 습진으로 판단하여 스테로이드 연고 등을 사용하여 부작용을 발생시키기도 한다. 이 현상은 엄마의 뱃속에 있을 때 엄마의 성호르몬(황체호르몬), 즉 프로게스테론의 영향이 남아서 신생아의 피지선이 자극받았기 때문이며 출산 후 수일 이내에 생겼다가 며칠 또는 몇 주 동안 지속된다. 주로 신생아의 코, 뺨, 턱, 앞이마에 잘 생기는데 처음 생긴 자리에서 더 번지는 일은 거의 없고 저절로 없어진다. 이를 신생아 여드름이라고 한다.

② 사춘기

유전성이며 사춘기 때 생식선의 기능이 활발해지면서 안드로겐(androgen, 남성호르몬)에 의한 영향으로 호르몬 분비 과다현상에 의해 발생하는 일반적인 여드름 형태이다. 주로 14~19세 사이에 발생한다.

③ 성인기

호르몬의 영향을 받아 20대 중반에까지 발생할 수 있으며, 20대 중반 이후에는 많이 사라진다. 또한 전에 없었던 여드름이 20대 후반~30대 이후에 나타나는 경우는 대부분 스트레스, 월경 전의 호르몬 불균형, 피임약, 화장품의 코메도제닉(comedogenic)한 성분, 의약품 등 후천적인 요인이 자극되어 발생한다.

일반적으로, 선천적인 체질상 체내 호르몬의 이상현상으로 지루성피부에서 발생되는 여드름 형태를 심상성 여드름(심상성 좌창)이라고 말한다. 이와 비교하여 피지 분비의 증가, 즉 피지 분비가 많은 부위 또는 연령과는 상관없이 발생되는 여드름은 특수 여드름으로 구별한다.

그림 4-1. 구진성·농포성 여드름

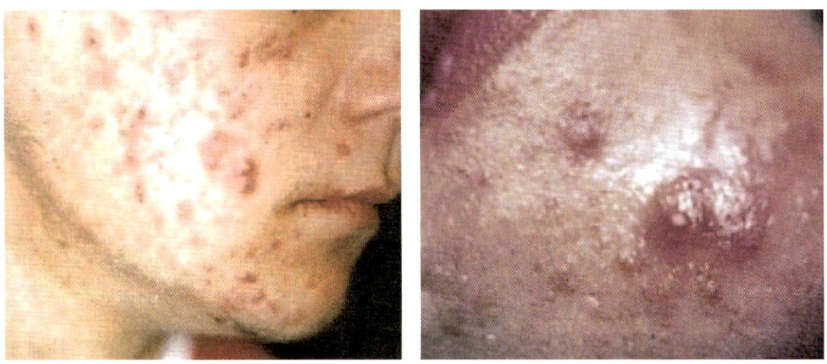

(2) 발생부위별 원인

표 4-1. 발생부위별 원인

발생부위	원인
이마	호르몬 불균형, 생리불순, 모발에 의한 자극
뺨	위장장애, 변비, 식사 불균형(지방과 당분 과잉섭취)
코 주위	부신피질 기능 항진
입 주위	위장장애, 냉증, 생리 전후, 비타민B 부족
턱 주위	장기능 약화, 냉증, 생리 전후, 화학반응에 의한 접촉염
가슴 등	호르몬 불균형
목	호르몬 불균형, 자외선, 향수에 의한 민감반응

(3) 발생원인 요소

여드름의 발생원인은 여러 가지가 있지만 크게 나누어 성선기능의 항진으로 오는 내적요인과 외적요인으로 구분할 수 있다.

① 내적요인

a. 유전

여드름의 약 83%를 유전이라 볼 수 있을 정도로 유전적인 영향이 크다. 뱃속의 태아가 9주가 되면 피지선이 만들어지는데, 이는 10대들의 사춘기 여드름 발생 요인에 큰 영향을 준다. 그러나 20대에 나타나는 성인성 여드름은 외적요인이나 잘못된 화장품의 사용이 원인이라고 볼 수 있다.

b. 내분비(호르몬) 요인

여드름의 직접적 원인이 되는 피지 분비는 남성호르몬과 관계가 있다. 남성 호르몬인 안드로겐(androgen)이 피지선을 자극하여 피지 생성을 증가시키는 것이 여드름의 1차 원인이 된다. 안드로겐은 주로 남성들에게서 분비되지만 여성의 경우에는 난관선이나 부신선에서 분비된다.

이에 따라 안드로겐의 분비가 많아지는 사춘기를 중심으로 남녀 모두 10대부터 20대 전반까지는 피지 분비가 증가해서 25세를 기점으로 최고가 되며 이후 점차 감소하게 된다. 안드로겐의 영향을 많이 받는 남성이 여성보다 피지 분비가 많은 경향이 있다.

또한 피지선의 활성에 영향을 미치는 호르몬으로 여성 호르몬인 에스트로겐(Estrogen)과 황체호르몬(Progesterone)이 있다. 여성들 중에는 월경 주기와 관련하여 여드름이 일시적으로 생기는 경우가 많은데, 특히 생리시작 1주일 전이나 10일 전에 더욱 심해진다. 이러한 이유는 생리 전에 가장 활발하게 활동하는 프로게스테론이라는 호르몬이 피지 분비를 촉진시키기 때문이다. 이때 발생하는 가벼운 여드름은 치료하지 않아도 저절로 사라지게 되나 정도가 심한 경우에는 악화와 호전을 반복하면서 색소 침착을 남기기도 한다. 더욱 심할 경우에는 영구적인 흉터가 남을수도 있으므로 적절한 관리가 필요하다.

c. 피지선의 기능 이상

피지선에서 분비되는 피지(sebum)가 정상적으로 모공을 따라 밖으로 나오지 못하고 모공에 축적되거나 세균에 감염되는 것을 여드름이라 정의할 수 있다. 피지선의 굵기와 모공의 크기에 따라 피지를 배출하는 양은 정해져 있으나 과다한 양의 피지가 분비될 경우 모공에 축적되어 여드름을 유발한다.

d. 박테리아

원인균은 난포 내에 서식하는 프로피온박테리아(propionibacteria), 코리네박테리아(corynebacterium), 포도상구균(staphylococcus)이다. 이러한 균은 피지의 트리글리세라이드(triglyceride)로 지방을 분해하는 효소인 리파아제(lipase)를 이용하여 지방산과 글리세롤로 분해하여 유리 지방산(free fatty acid)을 형성한다. 이렇게 형성된 지방산은 모낭을 자극하고 염증 세포의 침투를 촉진하여 여드름 악화를 초래하게 된다.

e. 심리적 요인

스트레스, 초조감과 같은 심리적 불안은 남성호르몬 분비를 증가시키고 피지선을 자극하므로 여드름의 원인으로 작용한다. 하지만 여드름은 성호르몬에 의한 피지 분비만이 원인이 아니라, 피지 분비가 지나쳐 모공 내에서 막히는 유전적 요인이 우선적이라 볼 수 있다.

f. 과각질화(Hyperkeratosis)

과다 분비된 피지가 원활히 배출되지 못하고 모공 내에서 역류하거나 막히게 되면 염증을 유발한다. 여기에 각질 탈락이 원활히 이루어지지 못하고 쌓이는 과각질화가 나타나게 되면 염증성 여드름의 원인으로 작용한다.

g. 기타

잘못된 식습관이나 지나치게 맵거나 짠 음식, 향신료, 조미료, 중추신경을 자극하는 카페인 등은 신경을 자극하므로 여드름을 악화하는 요인이 된다. 또한 고른 영양섭취도 중요하며 피지 분비를 조절하는 비타민인 비타민 B군은 특히 비타민 B_2(liboflavin), 비타민 B_6(nicitin acid)의 결핍이 되지 않도록 한다.

② 외적요인

a. 화장품의 잘못된 사용

기름기가 많은 지성피부에도 불구하고 얼굴에 유분 성분이 많이 함유된 화장품을 사용하는 경우 유분의 과잉으로 여드름이 발생할 수 있다.

면포를 자극하는 특정 알코올류와 화장품 성분 중 라놀린(lanolin)이나 유화제(isopropyl myristate, butyl stearate), 살균제, 방부제, 색소, 미네랄오일 등은 여드름 유발 가능성이 높은 성분들이다. 또한 헤어제품인 포마드에 함유된 유성물질이나 지나친 메이크업, 분장 등도 모공을 막아 여드름을 유발한다.

b. 약제에 의한 여드름

여러 가지 약물로 인해 여드름이 발생되거나 이미 피부에 발생되어 있던 여드름이 더 심해지는 경우가 있다.

이런 여드름을 약물에 의한 여드름 혹은 여드름 양발진이라고 하는데 부신피질 호르몬제(스테로이드계 약물)가 대표적이며 피부질환 치료제나 연고 등을 장기간 사용할 경우에도 여드름이 유발되거나 더 심해질 수 있다.

c. 기계적·물리적 자극

피부가 예민해져 있을 경우 모발 또는 옷깃에만 피부가 닿아도 여드름과 비슷한 형태의 발진이 생기며, 이 같은 증상이 심해지면 여드름이 된다. 따라서 불결한 손으로 얼굴을 만지거나 모발의 자극, 세안 시 물수건이나 해면을 사용하는 등의 자극을 가하면 여드름이 더욱 심해진다.

d. 산업기름과 화학적 자극

각종산업의 발달로 인해 환경적으로 또는 직업적으로 접하게 되는 염소화합물(chlorinated hydrocarbon)과 할로겐, 산업기름 등을 비롯한 화학물질들이 피부와 접촉했을 때 피부를 자극하여 여드름을 발생시킨다. 그 외 과도한 세제나 왁스의 사용, 타르나 화학물질 등에 피부가 노출되는 것도 원인이 된다.

e. 피부 pH의 알칼리화

강한 세안제의 사용은 피부 표면의 약산성 보호막을 파괴하여 박테리아의 침투를 용이하게 한다. 그 밖에 피부 표면의 과다한 피지로 인해 pH가 알칼리성을 띠게 되며 모낭 내의 피지가 지방산화 형태로 고형화된다.

f. 고온다습한 기후

강한 자외선과 동남아시아 지역의 기후, 우리나라 한여름의 기후와 같이 덥고 습한 기후는 피지 생산을 촉진시키고 박테리아의 증식을 쉽게 하므로 여드름을 더욱 악화시킨다. 그러므로 자연환경의 영향으로 기후가 높은 지역에서 생활할 경우 지루성피부나 아크네 피부가 될 확률이 높다. 또한 자외선 차단제의 유분도 여드름을 유발할 수 있으므로 지루성피부의 경우 자외선 차단제의 선택에도 주의하도록 한다.

(4) 생성과정

① 피지의 과다분비

사춘기 전에는 눈에 띄지 않던 피지선의 활동이 사춘기에 이르러 남성호르몬인 테스토스테론 증가로 피지선을 자극하여 과잉 피지 분비를 유발하고 모공을 벌어지게 한다. 이때 모낭관 입구를 압박하면 하얀 유액의 분비물이 나온다. 이렇게 생산된 피지는 정상적인 경우 약산성유액으로 죽은 각질세포와 함께 모낭 밖으로 배출되며 피부 표면 위에서 산성보호막을 형성한다.

② 과각질화

남성호르몬의 과다분비로 인하여 모낭 내 표피의 각화작용이 정상보다 빨라지는 것이 원인이다. 각질층의 죽은 세포 조각들의 양이 많아지고 그 각질 조각이 각화되는 속도만큼 빨리 떨어져 나가지 못하여 모낭관 입구에 두껍게 축적됨으로써 피지와 엉겨 모낭 입구를 막게 된다. 또한 피지가 과잉 분비되어 배출되지 못한 피지도 모낭 내에 오래 머무는 동안 지방산으로 변하면서 굳어져 각질세포들과 함께 모낭 입구를 막게 된다. 이때 만들어지는 유동적이거나 단단한 덩어리를 면포라 한다.

③ 세균에 감염

각질과 피지의 혼합으로 모낭은 세균이 침입하기 쉬운 환경(피부 표면이 알칼리화)을 조성하게 되어 세균이 모낭관을 통하여 모낭 속으로 쉽게 침투하게 된다. 세균은 모낭 내에 침투하여 깊숙한 곳에 서식하면서 급속도로 세균 번식을 계속하게 된다. 모낭 속은 온도, 습도에 있어 세균 번식을 위한 최적의 상태를 이루며 모낭 속의 피지는 세균의 먹이가 된다.

세균 중 난포 내에 서식하는 프로피오니박테리아(propionibacterium), 코리네박테리아(coryne-bacterium), 포도상구균(staphylococcus)은 여드름 발생의 원인이 되는 균으로 계속 번식하면서 강력한 효소인 리파아제(lipase)를 분비하게 된다. 이 세균들이 분비한 리파아제는 피지의 중성지방(triglyceride)을 유리지방산으로 분해시켜 버린다.

유리지방산은 모낭벽을 공격하고 마침내 파손시키는데, 이때 모낭 내의 내용물인 죽은 각질세포조각, 세균, 지방산 등이 주위의 피부 결합조직으로 흘러들어 간다. 그 결과 피부 표면이 위로 솟아오르고 통증이 생기기도 하는데 바로 이러한 염증부위를 여드름이라 한다. 염증은 고름이 형성되지 않은 구진, 노란고름이 형성된 농포 및 깊숙한 조직층에 형성된 결절, 낭종 등의 여드름을 발생시킨다.

그림 4-2. 여드름의 원인과 악순환

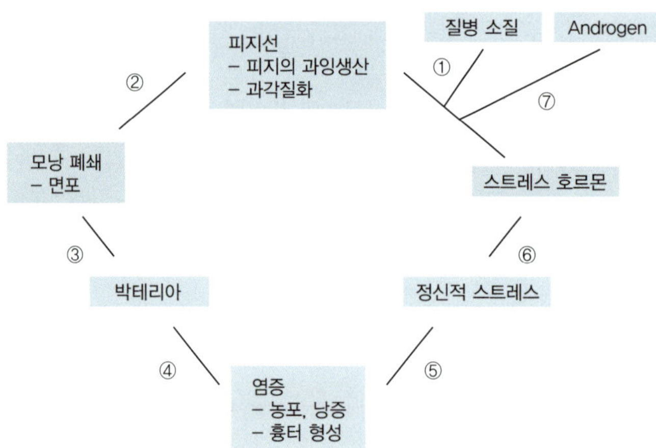

1. 안드로겐(남성호르몬)이 피지선의 분비를 자극
2. 피지선은 피지를 생산하고, 과도한 피지와 과잉각질세포들은 모낭을 막아 면포를 형성
3. 닫혀진 모낭 안에서 박테리아가 증식한다.
4. 박테리아가 원인이 되어 염증을 발생시킨다.
5. 여드름 발생이 정신적 스트레스를 가한다.
6. 부신피질에서 스트레스호르몬(glucocorticoids)이 분비된다.
7. 스트레스 호르몬이 안드로겐 분비를 촉진시킴으로서 피지선의 분비를 자극한다.

(5) 증상에 따른 여드름의 종류

여드름은 생긴 형태, 발생시기, 발생원인, 발생부위 등 여러 가지 분류 방법들이 있지만, 여기에서는 증상에 따라 여드름을 분류하고 그 종류를 이해하기로 한다.

① 개방형 면포(black head)

모낭을 가득 채운 피지의 끝부분이 열려진 모낭관 입구 밖으로 삐죽이 솟아 나와있는데 공기와 접촉하여 산화되면서 끝이 까맣게 된다. 이를 "개방형 코메도"라고도 한다. 폐쇄형 코메도(폐쇄형 면포)에 비하면 단단하게 고형으로 굳어져 있고, 아직 세균에 감염된 상태가 아니므로 발열현상이나 발갛게 달아오르는 등의 염증 증상은 나타나지 않은 초기단계의 비염증성 여드름이다.

개방형 코메도가 많은 피부는 피부 표면이 청결해 보이지 않을 뿐만 아니라 안색도 좋지 않고 우중충해 보인다.

② 폐쇄형 면포(white head)

피지가 모낭 내에 축적되어 있으나 개방형면포와 같이 단단하게 고형화 되지 않은 겔(gel) 형태로 초기단계의 비염증성 여드름이다. 모공입구가 닫혀져 있기 때문에 피지가 공기와 접촉하지 못하므로 일명 "폐쇄형 코메도"라고 부르기도 하는데, 피지(sebum)가 산화되지 않아서 피지 본래의 색깔인 흰색을 띠고 있는 겔 형태로 개방형 면포보다 세균에 감염되기 쉽다. 일단 감염되면 즉시 주변의 화이트헤드로 확산될 가능성이 높으며 본격적인 여드름으로 발전될 준비를 갖추고 있기 때문에 철저한 사전 관리가 필요하다.

폐쇄형 면포는 피지가 모낭과 모낭관 속에 가득 채워져 있어 피부 표면 위로 미세한 돌기를 형성함으로써 마치 좁쌀이 피부 밑에 깔려 있는 것처럼 오톨도톨한 모습을 보인다.

③ 구진성(ance papulosa) 여드름

흔히 뾰루지라고 부르는 여드름으로 표면에 통증이 심하며 가장 아픈 형태이다.

구진은 발진을 일으키는 피부질환으로 여드름의 근본적인 병변인 면포가 세균에 감염될 경우 구진과 비슷한 발진현상을 보이므로 붙여진 이름이다. 팽창하면 모낭벽이 파손되고 그 일부가 진피층까지 확대되면서 염증을 일으키는데, 이때 염증부위는 빨갛게 부풀어 오른다.

염증은 여드름간균과 포도상구균의 효소나 독소에 의한 자극으로 발생한다. 모낭내에서 팽창된 피지와 노폐물 및 죽은 세포 조각들이 모낭벽을 손상시켜 놓았다. 때문에 피부 표면에서 조심스럽게 짜내면 여드름 자국이 남지 않지만 악화된 경우는 모낭 내에 세균에 대항하는 백혈구가 생산되면서 하얗거나 노란색 고름이 형성되는 농포로 변하게 된다.

④ 농포성(ance pustulosa) 여드름

붉은 구진성 여드름이 악화되어 누르스름한 여드름 응어리가 피부의 붉은색으로 싸인 노란색 고름 속에 약간 돋아 올라 보이는 발진을 일으키는 염증성 여드름이다. 여드름 진전 단계에서는 최종적인 성숙 단계에 이른 화농된 여드름의 상태로, 보통 농포성 여드름 주위에는 발적 현상이 일어나 피부가 벌겋게 보이고 터지면 가피가 형성된다.

농포성 여드름은 초기에 반드시 압출하여 농이 외부로 나와야 치유가 빠르며, 그대로 방치하면 피부의 화농부위가 넓고 깊어져 치유 후에도 상처의 흔적은 오래가게 된다. 또한 그 부분에 색소침착현상이 나타나고 피부의 민감화가 촉진되기 쉬우며 더욱 악화되어 낭포성여드름으로 변하기 쉽다.

⑤ 결정성(nodules) 여드름

구진성 여드름이 발전하여 구진보다 큰 단단한 덩어리가 피부 깊숙이 형성되면서 피부 표면 위로 돌출하거나 피부 내에 딱딱한 응어리를 형성하는 여드름이다. 구진과 작은 종양 사이의 중간 형태라고 볼 수 있으며, 일반적으로 지속되는 경향이 있다. 혹처럼 튀어나온 돌출부 속에 고름이 들어 있고 세균의 번식이 왕성하게 진행되는 동안 이에 맞서 대응하는 백혈구의 활동으로 발열과 함께 통증이 느껴지며, 잘 짜지지도 않는다. 무리하게 짜내려고 힘을 가하면 피부세포들이 심각한 손상을 받기 쉽다. 적절히 치료되지 않은 상태로 그대로 놓아두면 후에 켈로이드(keloid)라는 돌출 흉터가 남게 되어 마치 수술부위에 남는 상처와 비슷하게 보여서 피부 표면이 우툴두툴해 보인다. 일반적으로 여드름 흉터는 대개 움푹 파인 형태이나 결절성 여드름의 경우 흉터가 돌출된 상태로 형성되기도 한다.

⑥ 낭포성(낭종성, cysts) 여드름

여드름 증상 가운데 화농상태가 가장 크고 깊으며 통증도 심하다. 피부정상조직이 파괴되어 흉터를 남기게 되므로 피부과 전문의에 의해 의학적인 처치를 받아야 하는 여드름이다.

원래 낭포는 신장이나 간장 같은 장기 조직 안에 주머니 모양의 내벽이 생겨 이 속에 액체가 차는 병적인 현상을 말한다. 여드름의 염증이 진피층 깊은 곳에까지 확대되면 딱딱한 감염 덩어리가 더욱 커져서 모낭의 바닥 벽을 뚫고 길다란 자루(세균, 각화물, 피지 등이 들어 있음)를 형성한 낭포와 유사한 모양을 보이기 때문에 낭포성 여드름이라고 한다. 감염부위가 진피층 깊은 곳에까지 확대되어 있기 때문에 심한 통증을 동반하고 쉽게 치료되지 않는다.

낭포가 확대되어 표피층까지 자라나올 때 모낭벽을 형성하고 있는 세포들을 많이 손상시키기 때문에 그 후유증이 오래 남아 흔히 영구적인 여드름 상처를 남기게 된다. 심한 경우 여드름 응어리 전체를 둘러싼 일종의 막이 형성되기도 하는데, 이러한 경우 염증 자체는 의학적으로 치료되었다 하더라도 낭포가 피부 속에 남게 되어 피부 표면이 우툴두툴하고 불규칙하게 보이게 된다. 오래된 낭포는 수술하지 않으면 제거되지 않는다.

(6) 여드름의 발전단계

여드름은 생성되면서부터 발전과정을 거쳐 여러 가지 증상을 나타낸다. 그 정도에 따라 경증에서 가장 심한 증상까지 1단계에서 4단계까지 구분할 수 있으며, 이러한 증상에 따라 관리법과 치유법도 달라져야 하며 적절하게 적용해야 한다.

① 1단계 여드름

모낭각화기에 나타나는 면포성의 초기 여드름 증상으로 폐쇄형 면포(white head)와 개방형 면포(black head)가 이마·코·볼 등에 나타나며 염증이 발생되지 않도록 적절히 관리하면 에스테틱 차원의 관리에 의해서도 흉터 없이 깨끗이 치유된다.

② 2단계 여드름

면포성 여드름이 세균에 감염되면서 구진이나 농포가 발생되어 면포를 비롯한 구진,

농포가 소수 나타나기 시작하며, 염증으로 인하여 피부가 붉어지고 표면이 일정치 않게 된다. 때문에 외관상 스트레스를 받기 시작한다.

③ 3단계 여드름

면포를 비롯하여 구진과 농포 등이 얼굴 전체에 분포되어 있는 심각한 상태로 심한 염증과 통증을 나타낸다. 전문의 치료를 먼저 받은 후 에스테틱 관리를 받는 것이 효과적이다.

④ 4단계 여드름

여드름 증상 중에서 가장 심각한 상태이다. 구진, 농포가 얼굴 전체에 진피까지 퍼져 있으면서 서로 뒤엉켜 있어 깊숙이 번져 있을 수 있다. 증세가 심해지면 결절과 낭종이 함께 나타난다. 이러한 중증의 여드름을 응괴성 여드름이라 하며 반드시 의학적 치료를 장기적으로 요한다. 치료 후에도 패이거나 솟아오르는 후유증을 남긴다.

표 4-2. 일반 여드름과 특수 여드름의 비교

구분	일반 여드름	특수 여드름
피부타입	지루성 피부	일반 피부
발진	항상 면포가 시초가 되어 구진과 농포가 발생하며 면포는 눈에 보이지 않을 수도 있다.	대체로 면포형성단계 없이 구진과 농포가 발생한다.
발생부위	주로 피지가 과다 분비되는 얼굴의 T존, 등, 가슴 부위	피지가 과다 분비되는 부위와 상관없이 발생
소양증	소양증을 동반하지 않거나 경미하다.	소양증을 동반한다.

(7) 특수 여드름

선천적인 체질에 의해 체내 호르몬의 이상 현상으로 지루성피부에서 발생하는 심상성 여드름과는 다르다. 후천적인 요인에 의하여 피지가 증가하여 연령이나 평소 피지 분비가 많은 부위와는 상관없이 발생하는 여드름을 특수 여드름이라고 한다.

① 말로카 여드름

여름휴가 후나 일광욕 후에 자주 발생하는 여드름 유사성 증상이다.

햇빛의 직사광선에 의해 피지선이 활성화되는데 이때 자외선 차단제·향수·염색약, 약물 등의 사용이 광독성으로 작용하여 발생한다. 팔, 등, 가슴, 얼굴의 햇빛을 많이 받는 부위에 붉고 딱딱한 염증성 구진이 발생하여 수개월 동안 지속되는 증상으로 면포는 발생하지 않는다.

② 약품에 의한 여드름

일부 의약품의 구성성분 중 호르몬 성분, 즉 코르티코스테로이드(corticosteroid), 테스토스테론(testosterone)과 프로게스테론(progesterone)은 표피를 통해 직접적으로 또는 신진대사과정을 거쳐 모낭의 과각화와 폐색을 일으키거나 피지선 비대를 일으킨다.

이러한 약품을 장기간 사용하면 구진, 농포가 발생한다. 또한 할로겐 화합물이 함유되어 있는 감기약, 거담제, 진정제 등을 장기간 복용하면 여드름성 발진이 발생한다.

③ 화장품성 여드름

화장품의 구성성분 중 용매로 사용되는 글리콜, 이소프로필미리스테이트, 소듐라우릴설페이트, 폴리에틸렌 글리콜 300 외에 세틸 알코올, 라놀린, 유황, 바셀린, 파라핀 오일 등의 화장품 성분은 일반 여드름과 유사한 염증을 유발한다. 화장품을 많이 사용하는 사람들에게 실제로 이러한 면포, 구진, 농포현상이 발생하기도 한다. 이 경우 구진, 농포는 소수 발생하며 두터운 면포가 다수 발생하므로 피부색상의 변화는 심하지 않다.

화장품성 여드름 증상은 문제를 일으키는 성분의 사용을 중단하면 신속히 증상이 사라진다. 경우에 따라 면포 제거를 위한 기계적 또는 효소적인 필링요법이 요구된다.

④ 작업성 여드름

작업현장에서 사용하는 특정물질, 즉 염소화합물, 타르 등 화학물질과 접촉하면서 이에 대한 과민성으로 인하여 얼굴, 팔, 손, 다리, 발바닥 등 노출이 많이 되는 부위에 발진이 나타난다. 응괴성 여드름(acne conglobata)이라는 중증의 여드름 형태로 나타나며 원인물질과 접촉을 피하는 것이 우선적이다.

⑤ 신경성 여드름

피부의 미세한 이상부위를 신경질적으로 긁는 습관으로 야기되며, 계속 긁게 되면 모낭 입구에 염증이 발생된다. 서서히 치유가 되는데 그 부위에 흉터가 남거나 착색현상이 나타날 수 있다. 기계적인 자극에 의해 유발된 염증으로 지루성피부 유형과 연관 없이 건성피부에도 발생한다. 이러한 상태에서는 환자의 초민감성 반응이 염증을 만든다고 말할 수 있으며 이를 위해 피부관리사는 상담자로서 중요한 역할을 하게 된다. 우선적으로 가장 중요한 금지사항은 절대로 얼굴에 손을 대지 말라는 것이다. 피부관리사의 충분한 조언은 상황을 호전시킬 수 있다.

⑥ 두드러기성 여드름

피부에 붉은색의 팽진이 피부 위로 불거져 나오다가 어느새 사라지고, 다른 부위에 다시 생기는 매우 가려운 증상이다. 긁으면 발진이 일어나 구진, 농포성 형태가 나타난다.

염증 부위를 긁으면 심한 소양증이 따라오고, 구진, 농포성 형태가 나타나며 구진, 농포 주위의 건강한 피부에도 긁은 자극으로 인해 붉은 경계가 생긴다.

긁어진 구진, 농포는 볼, 이마. 턱, 팔, 가슴에 대칭적으로 나타나며 면포는 발견할 수 없다. 이 증상의 요인은 뚜렷이 밝혀진 바는 없으나 체내의 질환에 의한 경우(예를 들어 자궁종양 또는 다른 내장기관의 질환 등)에 의해 발생될 수 있다고 알려져 있다.

(8) 여드름 관리에 사용되는 제품

① 살균 및 소독제품

고주파 방전관(고주파 직접법), 75% 미만의 에탄올(ethanol), 하마멜리스(hamamelis), 벤조인산(benzoic acid), 살리실산(sailycylic acid), 이소프로필알코올(isoproply alcohol), 티트리(tea- tree), 아연(zinc), 황(sulfate) 등은 여드름 관리뿐 아니라 지성피부와 코메도 관리에도 사용된다.

그림 4-3. 고주파 직접법과 하마멜리스(위치하젤)

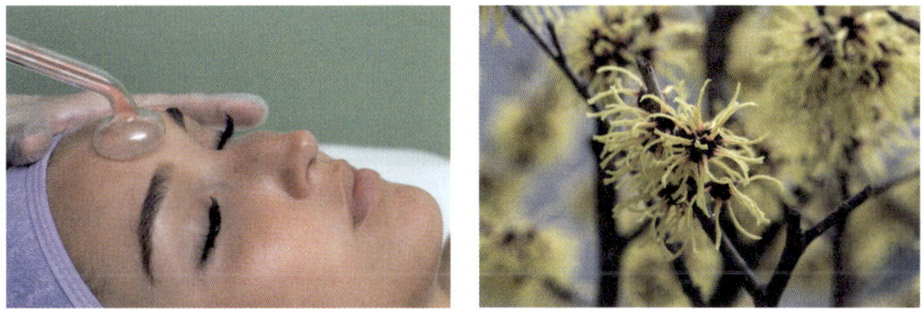

② 피지 분비 억제

카올린(kaolin), 캄퍼(campher), 세이지(sage), 아이비(ivy), 사포나리아(saponaria), 카라웨이(caraway), 바질(basil), 티트리(tea-tree), 하마멜리스(hamamelis), 버치(birch), 말로우(mallow E), 타임(thyme), 레몬(lemon), 비타민B 컴플렉스 등은 피지선의 활동을 억제하는 기능이 있는 성분들이다.

피지 분비 이상은 심리적 요인, 위산 과다, 변비와 같은 내과적인 원인과 비타민B 컴플렉스 특히 Vitamin B_2, B_6의 결핍으로 오는 영양학적 원인, 유전적 원인을 들 수 있다.

③ 피부보습

피부층의 적절한 보습상태 유지는 건성피부뿐 아니라 모든 피부유형에 매우 중요하다. 특히 장기적으로 피지를 제거하는 제품을 사용하게 될 경우 수분부족 건성피부로 전환된다. 이렇게 수분이 부족하여 건성화가 될 경우 박테리아 감염확률이 높아지게 되므로 여드름이 더 심해지는 악순환이 거듭된다.

우선 표피의 수분 공급을 위해 코메도 유발성분이 함유되지 않은(non-comedogenic) 에멀션(emulsion) 타입의 화장품을 사용한다.

다른 방법으로는 리포좀 형태의 에센스나 제품 침투를 돕는 이온토포레시스 또는 초음파와 같은 미용기기 등을 사용하여 화장품 성분이 효율적으로 흡수되도록 한다.

④ 진정 관리

여드름을 지속적으로 짜거나 염증 관리를 할 경우 피부가 민감해진다. 즉 자극적인 화장품의 활성성분과 물리적 자극은 피부층의 혈액순환을 지나치게 활발하게 하여 모세혈관 확장이나 표피의 과각화 현상을 초래하기도 한다. 이러한 경우 마사지는 금물이며 차가운 냉습포나 젤타입의 쿨팩을 하는 것이 좋다.

⑤ 홍반 완화

여드름 관리 도중 피지 제거를 위해 물리적 자극을 가하거나 부신피질호르몬이 함유된 제품을 장기적으로 사용하게 되면 쿠퍼로제(couperose)와 같은 혈관 확장이나 홍반이 동반된다.

이때 마사지나 스팀타월, 사우나 등은 피하며 특히 홍반 부위에는 마사지를 금한다. 대신 림프드레나쥐(lymphdranige)나 홍반 주변을 가볍게 마사지함으로서 홍반 주위에 모여 있는 혈액을 주변으로 분산시켜 준다.

2) 민감성피부

민감성피부(sensitive skin)는 급격한 산업화와 현대인의 바빠진 생활로 인해 여드름피부에 못지않게 하나의 문제성 피부로 대두되고 있다.

민감성피부는 피부조직이 정상 이상으로 섬세하고 얇아서 신경말단과 혈관이 피부 표면에 보다 가깝게 분포되어 있다. 온도 변화, 압력, 통증에 더 민감하고, 외부 환경적인 요인에 민감하게 반응하여 가벼운 자극이나 물질에 의해서도 자주 피부병변(면포, 알레르기 증상인 수포와 두드러기 등)을 일으키는 피부 타입이다. 건성, 지성, 여드름, 노화된 피부 등 어느 피부 타입에나 민감한 피부가 있을 수 있으며, 개인에 따라 그 원인과 반응에 차이가 있을 수 있다.

민감성피부는 계절이나 주변 환경, 심리 상태에 의한 피부 변화가 보통 피부에 비해 빠른 편이며, 일반적으로 피부의 예민도 순위는 눈 주위, 입 주위, 목, 볼, 이마순이다.

(1) 원인

① 유전적 원인

유전적으로 피부조직의 각화과정이 빨라 정상적인 28일(4주기) 주기보다 조기 박리되어 각질층이 얇아지고, 어린 새 세포층이 피부 표면으로 노출되면서 외부자극에 예민한 반응을 일으킨다. 선천적으로 피부조직이 얇고 투명한 피부를 지니고 있다.

② 후천적 원인

각종 자극물질의 접촉과 잘못된 피부미용관리 등 다양한 요인이 각질층을 자극하여 방어능력을 약화하고 피부의 저항력을 저하시킨다. 특히 중금속, 산업폐류, 화장품에 함유된 유기용매, 향료, 강산(특히 pH 3 이하), 강알칼리 물질(특히 pH 10 이상) 등의 각종 화학적 자극물질의 접촉과 냉, 열, 마찰, 자외선 등을 비롯한 물리적 자극, 박테리아 감염, 정신적 스트레스, 특정 질병(당뇨병, 갑상선 기능장애 등), 환경적 영향(기후, 오염물질, 유해가스 등), 영양소 부족, 연령 등의 후천적 요인들이 피부 내에서 홍반을 비롯한 다양한 피부 예민 반응을 일으키게 하는 요인들이다.

a. 화학적 자극

중금속, 산업폐류, 화장품에 함유된 유기용매, 향료, 강산(특히 pH 3 이하), 강알칼리 물질(특히 pH 10 이상) 등의 각종 화학적 자극물질이 직접적으로 피부에 접촉하게 되는 경우이다. 예를 들면 알칼리성 비누를 지나치게 자주 사용하는 경우에 피부 보호막이 파괴되면서 변화를 일으켜 방어능력이 약해지고 표피 전체층의 수분이 보호되지 못하고 상실된다. 또한 피부 깊숙한 층에서도 방어되지 못한 채 홍반을 동반한 피부 염증화, 소양증, 각질이 일어나는 등의 증상이 나타난다. 이러한 사소한 자극이 반복되면 상당히 치명적인 습진으로 발전할 수도 있다.

b. 물리적 자극

냉, 열, 마찰, 자외선 등을 비롯한 물리적 자극이 피부를 예민하게 하는데 태양광선에 의해서는 광과민성 피부질환으로 발전할 수 있다.

c. 박테리아 감염

피부가 박테리아에 감염되면 피부저항력이 감소하므로 여드름을 비롯하여 피부염 증상들이 장기화되면서 피부가 예민해진다.

d. 정신적 스트레스

민감성피부는 말초신경의 영향을 받아 좌우된다고 말할 수 있다. 따라서 정신적 스트레스는 말초신경을 자극함으로써 피부의 예민 성향을 높인다.

e. 환경적 영향

냉난방, 오염물질, 유해가스, 공해, 기후의 악조건 등은 피부를 자극하여 예민화할 수 있다.

f. 영양소 부족 및 과다 섭취

비타민, 칼슘, 마그네슘 등의 부족으로 자율신경계가 불안정해지면서 혈관운동이 항진된다. 술, 담배, 인공감미료의 과도한 섭취로도 체질이 변화된다.

g. 특정 질병

갑상선 기능장애, 당뇨병 등의 질병과 장기적 여드름, 피부질환 치유를 위한 부신피질호르몬제 투여는 각질세포층을 얇게 하여 감수성을 높게 한다. 즉 자극물질의 침투가 용이하게 되어 예민 성향을 높인다.

h. 연령

피부 예민도는 연령과도 관계가 있다. 어린아이의 피부는 대체적으로 예민하고 나이가 들수록 점점 예민성향이 떨어지며 노인이 되었을 때는 몇 가지 강한 화학성분에 대해서만 반응을 일으키게 된다.

(2) 피부예민도 측정방법

피부예민도를 객관적으로 측정하는 방법은 다음과 같다.

① 먼저 피부관리실에서 간단하게 측정할 수 있는 방법으로는 플라스틱 화장품 주걱(스파출라)으로 고객의 이마, 볼, 목 부위의 피부를 그어 보아 물리적 자극에 어떤 반응을 보이는지를 테스트하는 방법인 touch-blanching이 있다. 예민피부일 경우는 스파출라를 이용해 그은 자리가 오랫동안 빨갛게 남거나 점차 하얗게 남거나 또는 점차 하얗게 변하면서 부분적으로 부풀어 오르기도 한다.

② 유산용액이나 암모니아용액을 도포한 후 5분 후 감지되는 피부 가려움증의 정도를 비교하여 예민도를 측정할 수 있다. 민감성피부인 경우는 단 한 번의 시도만으로도 발진이 생기고 몇 분 후 발진은 더욱 심해져 수포가 생긴다. 발진과 수포가 빨리 생길수록, 각질층이 얇아 각질층의 방어능력이 약하다는 것을 의미한다.

(3) 예민피부의 특징

① 피부조직이 얇고 섬세하며 모공이 거의 보이지 않는다.

② 냉·열, 햇빛, 오염물질, 악조건의 기후 등에 의하여 예민하고 가렵고 붉은 반점이 나타난다.

③ 외부자극에 대한 저항력이 약하여 면포와 수포, 두드러기도 동반한다.

④ 홍반이 잘 나타나며 모세혈관도 표면에 드러나 보이는 경우가 많다.

⑤ 자극에 민감하여 외부온도에 의해 피부가 쉽게 피곤함을 느낀다.

⑥ 피부가 잘 붉어지고 피부가 얇은 부위에 색소침착현상이 잘 일어난다.

⑦ 건조화가 쉽게 이루어지며 이마나 눈 주위에 표정에 의한 주름이 생기기 쉽다.

(4) 화장품 도포 및 관리법

피부보호, 안정, 진정, 얇은 각질두께의 정상화 등 피부의 비정상적인 기능의 정상화를 목적으로 관리한다.

① 냉방, 난방, 사우나, 스티머, 스팀타월과 같은 강한 기온변화에 주의한다.

② 자극을 주지 않는 무알코올, 무향, 무색소의 민감성 타입 화장품을 사용한다.

③ 거품이 발생하지 않거나 거품이 적게 발생하는 클렌저를 사용한다.

④ 스크럽으로 된 필링제와 강력한 필링제의 사용은 금한다.

⑤ 피부 보호, 진정, 수분 공급에 중점을 둔 팩으로 관리한다.

⑥ 혈액순환을 촉진시키는 활성성분이나 보조성분(캄파, 멘톨, 니코틴산 에스테르)을 금한다.

⑦ 고농도 성분이 함유된 성분, 향료, 유기산, 방부제, 색소가 함유된 제품의 사용을 금한다.

⑧ 화장품은 피부유형에 맞는 예민피부용을 선택하고, 자주 교체하는 것을 삼간다.

⑨ 화장품 교체 시에는 팔 안쪽이나 목 아래 부위에 24시간 첩포 테스트 후에 얼굴에 적용시킨다.

⑩ 마사지할 때 손가락의 압력을 빼고 속도는 천천히, 시간은 짧게 행한다.

⑪ 면역력을 강화시키는 가벼운 림프마사지는 효과적이나 자극적인 마사지는 피한다.

⑫ 자외선 차단제는 SPF 지수가 15 미만(SPF 10 정도)의 자극적이지 않은 것을 사용한다.

⑬ 전기적 자극을 이용하는 관리법, 적외선과 자외선을 조사하는 관리를 금한다.

⑭ 칼슘, 비타민 B_6, 단백질을 많이 섭취하며, 자극성이 강한 음식은 피한다.

3) 모세혈관 확장피부

선천적으로 혈관이 약한 사람에게 주로 나타나나 호르몬 이상이나 건강 장애가 있는 사람 또는 기호식품(커피, 알코올, 담배)을 애용하는 사람에게 후천적으로 나타날 수 있다.

피부에 자극이 되는 모든 요소에 민감한 반응을 보이므로 주의를 기울여야 하는 피부로 모세혈관이 약화되거나 확장 또는 파열되어 코와 뺨 부위의 피부가 항상 붉거나 피부 표면에 붉은 실핏줄이 보이는 피부를 말한다.

모세혈관은 신축성이 있어 혈액순환의 양이 증가하면 굵어지며, 감소하면 다시 원상태로 돌아가지만 모세혈관 확장피부(telangiectasia, couperose)는 모세혈관의 신축성이 저하되어 굵어진 혈관이 원상태로 돌아가지 못하는 피부이다.

증상에 따라 초기증상인 모세혈관 확장, 2단계는 쿠퍼로즈, 3단계는 주사피부로 나뉜다.

(1) 쿠퍼로즈를 만들어내는 과정

① 홍반(erythema)

처음에는 일시적인 홍조, 즉 피부의 과민성으로 인하여 뺨이 수시로 붉어지는 상태로 온도의 변화나 스트레스, 부끄러움이나 창피함 같은 정서적인 감정의 변화에 기인하며 초기에 사라지는 홍반의 형태로 발생한다.

② 모세혈관 확장(erythrosis)

계속적으로 홍반이 진행되어 모세혈관지역에 충혈이 일어나면 피부 상층부에 수평으로 놓여 있는 모세혈관이 확장되어 피부 표면에 붉은 반점이 그대로 머무르게 되며 작은 모세혈관들을 조금 볼 수 있다.

③ 모세혈관 파열(couperose)

자주 반복되는 모세혈관의 확장으로 각 혈관들은 지류를 형성하게 되며, 이때 혈관벽의 탄력성은 혈액의 높아진 투과성에 비해 뚜렷이 드러나고 각 혈관도 굽이치는 혈관지류를 형성하게 된다. 모세혈관 확장의 증식과 더불어 초기의 옅었던 붉은 반점은 상당히 짙어져 붉어지는 상태가 고정되어 있는 경우로 나뭇가지(방사선) 형태의 자주색 모세혈관을 뺨에서 쉽게 볼 수 있는 형태이다.

(2) 원인

① 선천적으로 모세혈관이 약한 경우 청소년기 이후에 점차 성향이 나타나며 이 증상은 나이가 들어가면서 더욱 심해진다.

② 후천적으로는 화장품, 강한 자외선, 심한 기후나 급격한 온도 변화, 알코올이나 자극

성 있는 음식(겨자, 카레, 죽순과 마늘, 고추)의 지속적인 섭취 등의 환경적인 외적인자와 심리적 이유로 자주 붉어지는 내적인자 등에 의해서도 발생한다.

③ 지성피부이며 여드름이 있는 경우 여드름 관리와 피지 제거를 위해 물리적인 자극을 주는 경우 콧방울이나 볼 부위의 모세혈관이 확장될 수 있다.

④ 내분비 기능장애로 울혈이 일어날 수 있으며, 생식기에 이상이 있을 경우, 갑상선이나 성호르몬 장애와 관련이 있어 갱년기 여성에게서 모세혈관 확장증을 많이 발견할 수 있다.

⑤ 정신적인 스트레스, 흥분, 분노 등 격한 감정의 반복에 의해서도 나타날 수 있다.

⑥ 부신피질 호르몬제인 코디손연고의 장기간 사용 등 의사의 처방 없이 여드름 연고나 피부질환 연고 등을 남용하였을 경우 나타날 수 있다.

⑦ 자극을 주는 강한 마사지와 강한 필링에 의해서도 나타날 수 있다.

(3) 특징

① 표피층이 얇아져 진피층 내의 실핏줄이 피부 표면으로 나타나는 붉은 피부를 말한다.

② 피부의 당김이 느껴지며 특히 달아오르는 느낌이 잘 나타난다.

③ 얼굴 중 온도가 가장 낮고 피부가 얇은 볼 부위, 콧방울에 잘 나타난다.

④ 의사의 처방 없이 여드름 연고나 피부질환 연고를 남용하였을 경우 나타날 수 있다.

⑤ 비정상적인 혈액순환으로 피부세포의 성장이 빨라 각화과정이 정상보다 빠르며 각질도 얇아지게 된다.

⑥ 가느다란 혈관이 늘어나 혈관이 두꺼워져 모세혈관 확장 현상이 나타난다.

(4) 화장품 도포 및 관리법

① 각질제거제는 되도록 사용하지 말고 세정팩을 이용한다.

② 기초화장품은 피부를 진정시키고 모세혈관을 강화하는 모세혈관피부용 제품을 사용한다.

③ 마사지 시는 부드럽게 하여 자극을 줄이되 모세혈관이 확장된 부위는 피하도록 한다.

④ 팩제는 피부에 자극이 큰 필 오프 타입(peel off type)보다는 피부에 부드러운 작용을 하면서도 영양분이 많은 크림 타입의 팩제를 사용하도록 한다.

⑤ 외출 시에는 반드시 피부보호를 위해 SPF가 높지 않은 자외선 차단제와 메이크업을 한다.

⑥ 온냉 교차 타월을 이용하여 평소에 모세혈관을 강화시켜 온도에 대한 적응력을 높이도록 한다.

⑦ 청색광선을 이용하여 피부 트리트먼트를 한다.

⑧ 비타민 P와 C 및 K, 비타민 B 등을 충분히 섭취하여 혈관벽을 튼튼하게 한다.

⑨ 콜라, 카레, 겨자, 마늘, 죽순, 고추 등의 혈관확장인자가 포함되어 있는 것은 피한다.

⑩ 담배, 커피, 차 등 카페인이 함유된 음료수와 기호식품을 피한다.

(5) 모세혈관 확장피부에 사용되는 성분

진정작용과 혈관강화, 혈액순환을 촉진하는 성분들의 사용이 필요하다.
화장품에 많이 사용되고 있는 대표적인 성분들은 아래와 같으며, 이외에 다양한 식물추출성분들이 사용되고 있다.

① 아줄렌(azulen)

항염증, 진정제로 알려져 있으며 짙은 파란색을 띠는 캐모마일에서 추출한다.

② 비사보롤(bisabolol)

항염증, 진정작용이 있으며 캐모마일이나 서양톱풀에서 추출한다.

③ 알로에(aloe)

보습, 진정, 항염증 작용이 뛰어나며 예부터 화장치료제나 자외선 제품의 진정제로 많이 사용되어 왔다.

④ **하마멜리스(hamamelis)**

위치하젤이라고도 하며 뿌리추출물을 사용한다. 항염증, 상처 치료의 효능을 가지고 있다.

⑤ **메리골드(marigold)**

방부, 진정, 치료작용이 있다. 선번과 표피성 홍반의 유연능력에 도움이 되는 성분이다.

⑥ **루틴(rutin)**

피부모세혈관을 위해 탄력, 강화성질을 가진 것으로 모세혈관 확장을 방지하는 것으로 알려져 있다.

⑦ **호스체스넛(horse chesnut)**

항염증, 진정작용, 순환 촉진작용이 있으며 모세혈관 투과성을 감소시키는 효능을 가지고 있다.

4) 주사피부(rosacea)

얼굴의 양 볼에 대칭적으로 또는 코, 이마 부위에 발생하는 만성출혈성 피부질환이다.

지성피부와 여드름의 원인이 되는 여드름 발진에서 발전되는 질환이 아닌 피지선 관련 질환으로 전문가들은 분류한다.

주사는 남녀 모든 연령층에서 발생이 가능한데, 특히 30~50대 연령층에게 생기며 면포의 형성 없이 곧바로 구진과 농포가 형성되므로 여드름피부에 속하지는 않는다. 혈액의 흐름이 원만하지 않아 충혈이 오며 피부의 조직이 확장되고 모세혈관이 파손된 상태이다. 안면의 빨간 홍조로 인해 술 취한 것으로 오인받을 수 있을 뿐만 아니라 미용상의 문제가 되며 피부미용학적 관리로 치유가 불가능하고, 의학적 치료를 통해서도 치유가 쉽지 않은 질환이다.

(1) 증상

초기에는 심한 홍조와 모세혈관 확장증에서도 출발하며, 진행된 상태에서는 피부 표면의 지방이 증가한다. 구진·농포·결절·낭종이 마치 여드름과 같이 발생하며 심한 경우 비류도 발생한다. 여드름에서 전형적으로 발생하는 면포가 전혀 없는 것이 주사와 여드름을 구별할 수 있는 특징으로, 구진과 농포가 코를 중심으로 양 볼에 나비 모양으로 나타나는 것이 정통주사의 증상이다. 또한 눈꺼풀에 생기는 염증이나(결막염, 각막염) 남성에게서만 볼 수 있는 코 옆의 혹 등이 동반될 수 있다.

(2) 원인

단순히 모세혈관 확장증이 악화되어 발생하는 증상은 아니다. 근본적 원인은 내분비장애에서 출발하며 혈관을 확장시키는 각종 내적, 외적 원인들에 의해 악화된다.

(3) 관리법 및 치료

① 구진, 농포의 발진은 여드름 치료와 마찬가지로 국소적으로 항생제를 도포하며 심한 경우 항생제를 복용한다.

② 항생제 중에는 광독성이 있는 경우가 있으므로 이때에는 광선노출을 피해야 한다.

③ 염증이 심할 경우 부신피질호르몬제를 국소 도포하거나 이소트레티노인(isotretinoin)을 사용하기도 한다.

④ 확장된 혈관은 전기분해 또는 색소레이저를 이용하여 혈관을 파괴하며 울퉁불퉁한 피부는 레이저를 이용하여 갈아내는 치료를 받는다.

⑤ 예방차원에서는 혈관 확장을 일으키는 인자들인 과도한 열, 한랭, 일광 등에 피부 노출을 최소화 한다.

⑥ 정신적인 긴장, 뜨겁고 매운 자극적인 음식 및 음주를 피하도록 한다.

5) 알레르기성 피부(allergic skin)

알레르기는 어떤 특정물질이 일부 사람에게 국한되어 병적인 예민반응을 일으키는 피부증상을 말한다.

알레르기는 체내에 어떤 물질이 들어오면 상피와 랑게르한스세포가 접촉하게 된다. 물질은 매개단백(carrier protein)과 결합하거나 단독으로 항원을 전달한다. T림프구세포에서는 항원에 대항할 항체를 생산하며 항체는 체내를 순환하게 된다. 이를 감작(예민화, 과민화)이라고 하는데, 일단 감작된 사람에게 재차 동일한 항원이 침투하게 되면 체내의 항체들이 결합하여 반응을 일으키는데, 이를 알레르기 반응이라고 한다. 이때 원인이 되는 물질을 항원(allergen)이라 하고, 체내에 생기는 물질을 항체(antibody)라 한다.

알레르기 반응을 한마디로 정의하면, 생체 내의 항원 - 항체반응이라고 할 수 있다. 알레르기는 어떤 점에서 본질적으로 면역과 동일한 반응에 의하여 일어나지만 일어난 반응의 결과가 숙주에게 유리하게 작용하는 경우를 일상적으로 면역이라 하고 해롭게 또는 부적절하게 작용하는 경우를 알레르기 또는 예민(과민)반응이라고 한다.

항원이 노출되었을 때 체내에 항체가 형성되는데 걸리는 기간, 즉 감작되는 기간은 항원의 종류에 따라 다양하다. 강한 항원은 일주일 이내에 감작되며 약한 항원은 감작되는데 수개월에서 수년이 걸리는 것들도 있다. 이러한 이유로 수개월, 수년간 그 물질에 접촉되어도 반응이 나타나지 않다가 상당기간이 경과한 후에 갑자기 항체가 생겨 알레르기 반응을 일으키는 경우도 종종 있다. 알레르기 반응은 항원 자체의 특성과 개개인의 항원물질에 대한 한계농도 그리고 개개인의 개인적 요소에 의해 영향을 받는다.

(1) 항원의 종류

항원은 그 자체가 전혀 유해하지 않으므로 그 물질에 알레르기 반응을 일으키지 않는 사람에게는 문제되지 않는다. 그러나 특이체질인 경우, 항원은 주위 환경 도처에, 더구나 현대 산업사회에서는 화학기술의 발달과 함께 종전에 없었던 새로운 항원이 계속 발견되고 있다.

① **음식물을 통하는 것 :** 딸기, 우유, 단백질

② **호흡기를 통하는 것 :** 꽃가루, 먼지, 카펫 진드기

③ **물리적 항원 :** 자외선

④ **접촉성 항원**

- 화장품기제로 흔히 사용되는 라놀린, 색소, 향료, 방부제를 비롯하여 콜라겐, 알로에 등 화장품의 구성성분, 머리 염색약
- 금속(시계, 귀걸이, 반지 등 장식구와 주방기구에 함유되어 있는 니켈, 크롬, 코발트, 수은 등)
- 은행나무, 옻나무, 고무(고무장갑, 팬티고무줄 등), 합성수지

(2) 요인 및 소질

① 유전적으로 알레르기 체질과 예민화 성향을 가진 사람

② 신체가 건강한 사람보다는 허약한 사람

③ 유행성 감기 등 질병의 잠복기간과 대수술 후 회복기간 등 건강상태가 안 좋은 시기

④ 육체적 노동자보다 정신적 노동자

⑤ 정신적 피로가 누적되거나 수면 부족에 의해 자율신경계가 불안정할 때

⑥ 내분비기능이 불안정한 시기인 사춘기와 갱년기

⑦ 생리적으로 남성보다는 여성

⑧ 만성 변비 등 소화기 장애

⑨ 계절적으로 봄과 가을

⑩ 기후의 영향, 특히 여행 등에 의해 피부를 자극하는 기후 조건들

⑪ 전염병 감염 시(면역력의 약화로 인해)

(3) 증상

알레르기 반응은 원인물질과 재접촉 후 수분 후에 나타나는 타입과 24~48시간 후에 나타나는 타입의 2가지가 있다.

알레르기 반응은 자극성(원발성) 접촉성피부염과는 달리 접촉하지 않은 부위에도 나타날 수 있으며, 증상은 자극성(원발성) 접촉성피부염과 유사한 증상이 나타난다.

① **초기** : 열이 나며 타는 듯이 가려우면서 붉어진 발진, 홍반이 발생한다.

② **중기** : 피부가 부풀어 오르면서, 구진성 소수포가 발생한다. 후에 소수포는 터진다.

③ **말기** : 혈청이 피부에서 나와 습진이 되고 혈청은 말라 노란 가피를 형성하며 최후로 비늘 모양(인설)의 건성습진을 만든다.

(4) 감별법

① 첩포 검사(patch test)

알레르기성 접촉성피부염의 진단에 필수적인 검사이며 자극성 접촉성피부염에도 이용한다. 정상인에게 반응을 일으키지 않고 감작된 사람에게만 반응하도록 농도를 조정한 알레르겐을 밀폐첩포로 피부에 붙여 48시간 후에 이를 제거하되, 최소한 제거 30분 후에 이를 판독하고, 다시 한 번 48시간을 더 관찰하여 48시간 이상 경과되어 간혹 발생하는 지연성 과민반응 유무를 확인한다.

(5) 관리법과 치료

① 알레르기성 피부는 알레르기 피부질환을 일으키기 전에 항상 항원으로부터 멀리하여 예방을 하는 것이 최선의 관리방법이다.

② 현재까지 유발 가능한 항원으로 알려진 물질들과의 접촉뿐 아니라, 흡입. 섭취 등의 경로도 유의한다.

③ 지나치게 시거나 달거나 매운 자극적 음식을 피한다.

④ 하루에 2~3L의 물을 마신다.

⑤ 햇빛에 과도한 노출을 피하고 적당하게 노출시켜 면역력을 강화시킨다.

⑥ 화장품은 피부에 알맞은 예민피부용으로 선택하고 자주 교체하는 것은 삼간다.

⑦ 화장품 교체 시에도 팔 안쪽이나 목 아래 부위에 24시간 첩포 테스트를 한 후 얼굴에 적용시킨다.

⑧ 피부관리법은 민감성피부 관리와 동일하게 행한다(참조 : 예민피부관리법).

⑨ 규칙적인 운동과 충분한 수면을 취한다.

⑩ 알레르기 반응은 피부질환에 속하므로 경증이 아닌 경우 피부과 전문의의 치료를 받아야 한다.

⑪ 항히스타민제(주사, 경구 투여)

⑫ 부신피질호르몬제(주사, 로션, 연고 형태)

6) 색소이상 피부

(1) 색소(멜라닌)의 형성

피부의 색은 멜라닌, 헤모글로빈, 카로틴의 분포에 의해 결정된다. 또한 인종·개인·신체부위에 따라 차이를 보이는데, 이것은 일반적으로 멜라닌의 양, 멜라닌의 타입(유멜라닌, 페오멜라닌), 멜라닌의 피부 내 분포 위치에 따라 달라지며 피부 타입이 결정된다.

멜라닌이 피부 표면에 가깝게 존재할수록 그리고 양이 많을수록 갈색 또는 흑갈색조를 진하게 띠게 되며, 피부 깊숙이 진피층에 존재할수록 청색조를 띠게 된다.

멜라닌은 기저층의 기저세포 사이에 존재하는 멜라닌세포에서 만들어지는데, 자외선이나 다른 영향에 의하지 않는 유전적으로 결정된 자연적 피부색이 있고, 이차적인 멜라닌의 변화 후 나타나는 피부색이 있다.

이차적인 멜라닌의 변화는 여러 가지 원인으로 인하여 멜라닌이 피부 내에 비정상적으로 증가하여 생기는 과색소 현상과 저색소 현상으로 나눌 수 있다. 이러한 멜라닌은 멜라닌세포에서 지속적으로 형성되어 다음의 두 가지 경로를 거쳐 체외로 배출되어 간다.

① 멜라닌의 배출경로

성숙된 멜라닌은 표피층에서 멜라닌세포 주위의 각질형성세포로 이동되면서 분해된다. 표피 상층부에서 멜라닌이 항상 정상적으로 분해되면 정상적인 피부색을 띠게 되고, 분해가 잘 이루어지지 않아 멜라닌이 불규칙적으로 남아 있게 되면 과색소침착으로 나타난다.

표피 기저층에서 생성된 멜라닌이 진피의 유두층 하부에 있는 담색세포로 전락될 수 있다. 일반적으로 이러한 멜라닌은 혈관 또는 림프관을 통하여 소변 등을 통해 체외로 배출되며 진피에 머물러 있는 경우 과색소침착으로 나타난다. 멜라닌이 피부 내에 증가되거나 결핍되면 피부색에 변화가 생기며 그 요인으로는 유전, 자외선, 내분비 장애, 내장 장애, 정신적 스트레스, 물리적 요인 및 화학적 요인, 피부 발진 및 염증 등이 있다.

피부색의 변화에는 선천성과 후천성으로 분류할 수 있는데, 선천성으로는 주근깨·모반·백피증 등이 있고, 후천성으로는 기미·릴 안면흑피증·베를로크 피부염·검버섯·백반증 등이 있다. 또한 주위 피부에 비해 멜라닌이 부분적으로 증가되어 있는 때는 과색소 침착증(hyperpigmentation), 멜라닌이 결핍되어 있을 때는 저색소침착증(hypopigmentation)이라 한다.

그림 4-4. 멜라노사이트의 기능

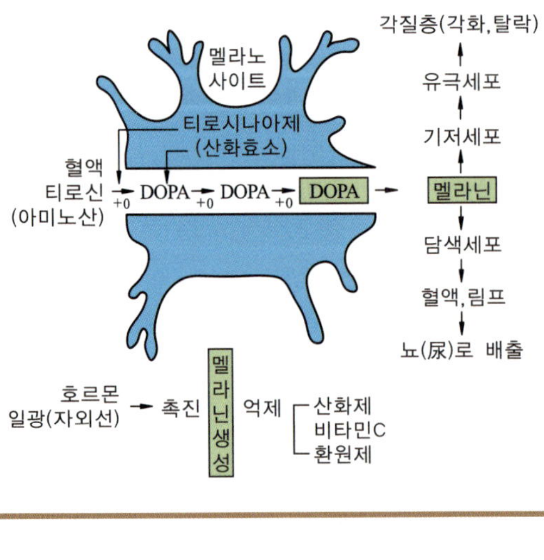

(2) 멜라닌의 생성요인

멜라닌의 양이 비정상적으로 증가되어 피부색에 변화가 생길 수 있는데 그 직접적요인, 또는 악화요인은 다음과 같다.

① 자외선

자외선이 피부 내에 침투하면 멜라닌세포가 자극받아 멜라닌이 생성된다. 생성된 멜라닌은 젊은 사람의 경우 신진대사가 활발해서 피부의 각화작용에 따라 각질층 위에서 속속 체외로 배출된다. 그러나 중년 이후에는 피부가 노화됨에 따라 피부의 기능이 둔화되어 각화작용이 잘되지 않으므로 멜라닌이 각질형성세포층에서 침착되어 과색소침착증이 쉽게 발생한다.

② 내분비 장애

과색소침착 중 기미의 주요 요인으로, 여성호르몬인 에스트로겐 분비의 증가는 멜라닌세포를 자극하고 멜라닌을 증가시킨다. 경구피임약 복용 시는 피임약에 함유되어 있는 여성호르몬이 영향을 미치게 되며, 임신 시에는 여성호르몬과 동시에 황체호르몬 분비가 증가되어 4~5개월부터 기미가 생성되기 시작하며 이는 출산과 함께 호전된다. 이외에 갑상선 기능장애도 기미 발생과 관련이 있다는 연구발표가 있다.

③ 내장 장애

부신은 신장의 윗부분에 자리 잡고 있는 내분비기관으로, 부신에서 분비되는 부신호르몬은 뇌하수체에서 분비되는 MSH(Melanocyte Stimulating Hormone)의 분비를 억제시켜 주는데, 부신의 기능이 약화되면서 MSH(멜라닌 세포 자극 호르몬)가 과잉 분비되어 멜라닌이 증가하게 된다. 즉, 부신 기능의 약화가 기미 발생의 원인으로 작용하며 또한 난소질환 및 자궁질환 등으로 난소의 기능이 저하되었을 때, 간질환 특히 만성간염으로 간기능이 저하되었을 때도 기미가 발생하게 된다.

④ 정신적인 스트레스

정신적인 피로는 뇌하수체의 MSH를 자극한다. 이 호르몬이 증가하면 피부의 멜라닌세포 역시 자극을 받아 활동이 활성화됨으로써 피부를 보호하기 위한 과색소를 형성하여 기미를 발생시킨다.

⑤ 물리적, 화학적 요인

박피술 또는 인위적으로 무리하게 각질을 제거하는 등의 물리적인 자극으로 인하여 각질층이 얇아지고 약해진 피부는 정상적인 피부에 비해 피부 보호능력이 많이 저하된다. 자외선에도 민감하게 반응하여 햇빛에 피부를 노출시켰을 때 쉽게 색소 침착을 일으킨다.

화장품이나 향수의 함유성분이 햇빛과 화학적으로 반응하여 광감작물질로 작용하는 경우가 있으며, 이때에는 햇빛 노출부위에 과색소침착증인 안면흑피증이나 베를로크 피부염을 일으킨다.

⑥ 피부발진 및 피부염증

피부의 발진이나 염증이 치유된 후 그 부위에 암갈색의 색소 침착이 남는 경우가 있다.

색소 침착을 남기는 피부질환으로는 습진, 포진상 피부염, 화상, 부신피질 기능 저하증으로 오는 피부질환이 있다.

(3) 과색소침착증(hyperpigmentation)

① 주근깨(freckles, ephelides 작란반)

주근깨는 노란색, 갈색, 혹은 회색을 띈 깨알 같은 반점으로 여러 형태와 크기를 가졌지만 일반적으로 작고 둥글며 뚜렷한 경계를 지니지 않은 모양을 하고 있다.

주로 얼굴, 목, 어깨 등 일광노출 부위에 무수히 나타나며 10~20대 여성에게 현저하게 나타나는 질환이다. 그러나 여성뿐만 아니라 남성에게도 발생하며 일반적으로 흰 피부를 가진 여성 특히 백인에게 많이 나타난다. 대체적으로 유전적인 요인에 의해 5~

6세의 소아기에 발생하며 사춘기 전후에 눈에 띄게 나타나다가 나이가 증가함에 따라 감소하는 경향이 있다.

자외선과 관련이 있어 햇빛 노출부위에 잘 발생하는데, 여름철에는 그 수가 증가하고 색깔이 진해지며 겨울철에는 일부 소멸하고 흐려지는 경향이 있다.

a. 요인

주근깨는 얼굴에 없었던 것이 생긴 것이 아니라 유전적 요인이 크며, 피부세포에 잠재적으로 있던 것이 자외선에 의해 짙어짐으로써 눈에 띄게 된 것이다.

b. 치료 및 관리법

하이드로퀴논, 과산화수소와 같은 표백성분을 사용하면 주근깨의 색을 탈색하여 다소 엷게 보이게 한다. 화학적 박피술이나 레이저술을 이용하면 쉽게 제거되나 재발하기 쉽다.

가장 중요한 것은 피부가 일사광선에 직접 혹은 간접으로 노출되는 것을 삼가고 차단지수 15 이상의 자외선 차단제를 늘 사용하여 색깔이 진해지거나 수가 증가하는 것을 예방하도록 해야 한다.

② 기미(melasma, chloasma)

연한 갈색 또는 흑갈색, 암갈색의 다양한 크기의 불규칙적인 형태로 나타나는 후천적인 과색소침착증이다. 주로 얼굴의 뺨, 이마, 윗입술, 턱, 코, 목 부위, 일광노출 부위에 경계가 불규칙하게 좌우 대칭적으로 발생하는 것이 특징이다. 인종, 성별에 관계없이 발생하나 25세 이후의 여성에게 많이 발생한다. 남성의 경우 여성에 비해 10% 정도 드물게 발생하고, 피부유형이 4~6에 속하는 유색피부인 경우 발생률이 높다.

기미는 임상학적으로 뺨 또는 광대뼈 부위에 발생하는 malar형, 뺨·이마·윗입술·코·턱 부위에 중앙 집중적으로 발생하는 centrofacial형, 턱뼈 또는 목 부위에 발생하는 mandibular형으로 구분되는데, 이러한 형태는 기미의 요인과 연관이 있다.

조직학적으로는 멜라닌의 깊이에 따라 표피형·진피형·혼합형으로 구분되는데 색소가 깊이 존재할수록 갈색조가 흐려지고, 진피형일 경우 푸른색까지 띨 수 있으며 치유하기가 매우 힘들다.

기미의 임상학적 형태

✱ Malar 형

뺨 또는 광대뼈 부위에 발생하는 형태로 기미의 21% 정도를 차지한다.

✱ Centrofacial형

뺨·이마·윗입술·코·턱 부위에 중앙 집중적으로 발생하는 형로 기미의 63% 정도를 차지한다.

✱ Mandibular

턱뼈 또는 목 부위에 발생하는 형으로 기미의 16% 정도를 차지한다,

✱ 이 외에 도 앞가슴이나 하완의 등쪽(dorsal forearm)에 발생하는 경우도 있다.

이와 같은 기미의 형태는 기미의 요인과 연관이 있다.

기미의 조직학적 형태

✱ 멜라닌의 깊이에 따라 표피형·진피형·혼합형으로 구분된다. 색소가 깊이 존재할수록 갈색조가 흐려지고, 진피형일 경우 푸른색까지 띨 수 있으며 치유하기가 매우 어렵다.

- 표피형

표피의 기저층이나 기저상층부에 멜라닌이 자리잡은 것으로 옅고 넓게 퍼져 보이며 경계가 뚜렷하지 않은 특징을 갖고 있다. 이러한 표피형 기미는 비교적 관리 및 치료가 쉽다.

- 진피형

진피 상층이나 중층부의 혈관 주위에 침착된 형태로서 주로 푸른 청색 또는 잿빛을 띄고 짙은 색의 기미가 한곳에 모여 있는 것처럼 보이기도 한다. 주변 피부와 경계가 비교적 뚜렷한 편이며, 멜라닌 색소가 깊이 있어 관리 및 치료가 어려운 편이다.

- 혼합형

표피형 기미와 진피형 기미가 혼재된 복합형의 형태이다.

그림 4-5. 색소 침착(기미)

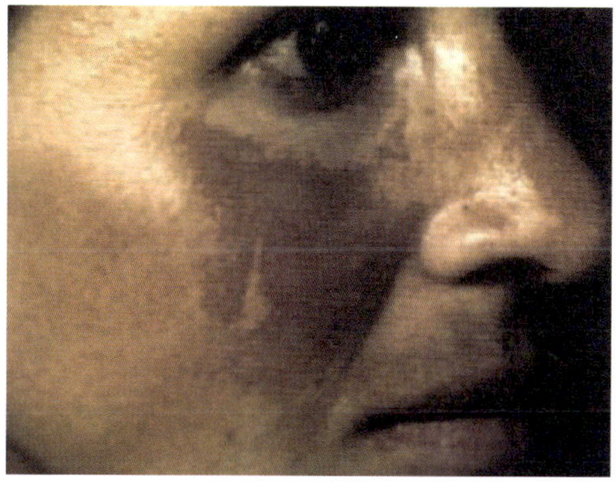

a. 기미 발생의 요인

기미는 한 가지 원인 이외에도 복합적인 여러 요인이 작용하는데 밝혀진 주요인은 다음과 같다.

- 자외선 과다 노출
- 유전적 요인(약 30% 이상이 가족적 병력을 갖는다.)
- 임신으로 인해 임산부의 50~70%에게 발생한다고 한다.
- 호르몬의 요인으로 에스트로겐 과다, 프로게스테론(황체호르몬) 과다, 갑상선 기능 저하
- 수은 및 납 성분이 함유된 특정화학약품과 특정약품으로 인한 부작용
- 경구피임약 복용 : 경구피임약에 포함된 여성호르몬인 에스트로겐은 피부색소 형성 세포인 멜라노사이트를 자극하고, 황체호르몬인 프로게스테론은 이들 피부색소를 주위로 뿌려주는 역할을 함으로써 불규칙적인 색소를 형성한다.
- 스트레스 : 정신적 스트레스와 불안 및 초초감이 주원인이 되어 멜라닌자극 호르몬의 분비를 촉진시킨다.
- 간질환(특히 만성간염), 난소질환, 자궁질환, 생리불순 등
- 수면장애 : 만성적인 수면장애가 기미의 주요 원인이 된다.

b. 관리법 및 치료

기미는 단독적인 원인에 의해 생기는 것보다는 2~3가지의 원인이 복합적으로 영향을 미쳐 생기는 것이 대부분이다. 때문에 기미를 어느 정도 개선시키는 것은 가능하지만 현재의 치료법으로 피부색소세포를 완전히 탈색하는 것은, 즉 완전히 없애는 것은 어렵다.

- 내부와 외부의 원인을 발견하여 대처하며, 원인이 될 수 있는 일체의 것들에 대해 유의한다.
- 멜라닌 생성과정을 억제하거나 흐리게 하는 성분들, 즉 비타민 C, 알부틴, 코직산, 감초, 나이아신아마이드 등이 함유되어 있는 제품을 적절히 사용한다.
- 햇빛에 가능한 피부 노출을 삼가고 자외선 차단제의 사용을 필수적으로 한다.
- 비타민 C, 양질의 단백질, 과일, 채소 등을 충분히 섭취하고 균형 있는 식사를 하도록 한다.
- 적당한 운동을 하고 수면을 취하는 등 규칙적인 생활을 한다.
- 색소 형성세포는 신경계통이므로 정신적인 스트레스를 최소화하며 충분한 휴식과 안정을 취한다.
- 화학적으로 피부를 얇게 벗겨내는 필링법과 페놀이나 AHA 등을 이용한 화학적 박피 방법. (에스테틱의 경우 AHA 10% 범위내 사용 가능)
- 전기이온 영동치료 : 비타민 C의 멜라닌 생성 억제성질을 이용하는 방법이다.
  * 비타민 C는 수용성비타민으로 피부를 통하여 흡수시키기가 어려우므로 미세전류를 이용 이온화하여 세포 내로 흡수시킨다.
- 하이드로퀴논 및 트레티노인 또는 레틴산이 함유된 크림이나 연고를 전문의의 지시에 따라 바른다.
- 레이저 치료 : 큐스위치 방식의 레이저를 이용하여 표피 및 진피층의 색소만을 선택적으로 파괴하는 방법으로 기미의 경우 치료 후 재발이 흔하므로 먼저 다른 방법으로 치료하여 반응이 없거나 자주 재발한 경우에 레이저 요법을 시도하도록 한다.

③ 노인성 반점(일광흑자, 갈색반, lenigo senilis)

일명 검버섯이라 칭하며 일광이나 노화의 현상에 의해 생기는 반점으로서 주근깨에 비해 크기가 크고 색소가 기저세포층에 인접한 각질형성세포나 진피 상부에 깊이 존재하며 몇 가지 종류가 있다. 우선 흑자의 병변으로는 단순흑자와 일광흑자가 있으며 이 외에 지루각화증이 있다.

a. 일광흑자

일광흑자는 햇빛에 오랜 기간 노출된 사람의 노출부위에 생기는 양성이며 불규칙한 모양의 검은색 색소성 반점들이 산재하여 생긴다. 주로 50대 이후 얼굴, 손등, 어깨 등에 걸쳐 햇빛 노출부위에 불규칙적으로 갈색반점이 생기므로 노인성흑자라고 한다.

b. 단순흑자

단순흑자는 경계가 뚜렷하고 갈색 혹은 검은색을 보이며 한 개 또는 몇 개의 둥근반점이 신체표면이나 점막 등에 생기는 것이다. 크기는 2~3mm가 보통이며 흔히 소아기에서 나타나지만 어떤 연령층에서도 나타날 수 있으며 모반과 임상적으로 구별이 잘 안 된다. 특별히 노출부위에 국한되어 생기지는 않고 연령 증가에 따른 것으로 자연치유는 어려우며 만성화 경향이 뚜렷하다.

그림 4-6. 노인성 반점

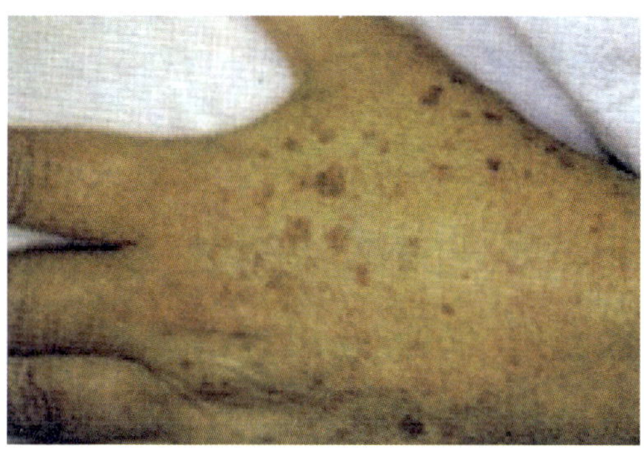

노인성 반점의 치료법

- ✷ 레이저 치료
- ✷ 화학적 박피
- ✷ 냉동요법
- ✷ 전기소작법

노인성 반점의 관리법

- ✷ 2% 이하의 하이드로퀴논, 비타민 C, 알부틴이 멜라닌세포수를 감소시키거나 티로시나아제의 활성을 저해하여 멜라닌 생성과정을 억제 또는 멜라닌 색소를 흐리게 환원시키는 데 효과를 보일 수 있다. 이러한 성분이 함유된 제품을 지속적으로 바르며, 외출 시 자외선 차단제도 꼭 바른다.

c. 지루성 각화증(seborrheic keratosis)

일광흑자, 단순흑자 이외에 지루각화증으로 불리는, 사마귀 모양의 양성종양은 중년 이후 남녀의 안면과 체간에 생긴다.

이 증상의 정확한 원인은 알 수 없으나 각질형성세포가 성숙되는 과정에서 국소적인 정지에 의해 발생한다고 하며 우성유전으로 체중이 늘거나 염증성 피부질환 후에 많이 나타난다. 증상은 경계가 뚜렷한 원형의 갈색 내지 흑색의 구진이나 판으로 직경 3cm 이상은 드물다. 병변이 성숙되면 색깔도 진하고 두꺼워지며 표면은 기름기 있는 인설로 덮이고 이를 제거하면 습한 기저부를 볼 수 있다.

지루 부위인 배와 가슴 부위에 잘 생기고 두부, 안면, 목, 사지 등에도 발생할 수 있지만 손바닥과 발바닥에는 폐경기 이후에 나타나며 자각증상은 없지만 때로는 가려움증이 동반된다. 만성적이며 자연치유가 어렵고 나이가 들수록 병변은 점차 증가하는 경향이 있으나 완전 치료가 가능하다. 악성화는 일으키지 않으나 드물게 편평세포암이나 기저세포암으로 발전된다는 보고도 있다.

치료법으로는 냉동 후 소파술, 전기소작법, 이산화탄소 레이저 치료 등이 있다.

그림 4-7. 지루성 각화증

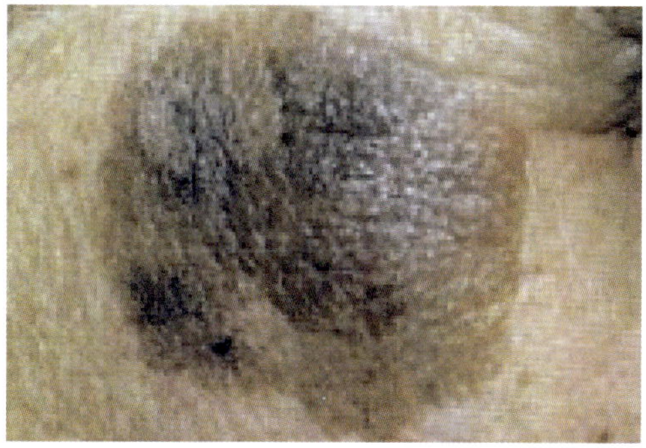

④ 릴 안면 흑피증

일광 노출부위인 얼굴의 이마, 뺨, 귀, 목의 측면 등에 넓게 나타나는 갈색 내지는 암갈색의 색소침착으로 진피 상층부에 멜라닌이 증가한 것이다.

처음에는 붉어지고 가려움증이 증가하다가 화끈거리면서 점차적으로 퍼져나간 갈색의 색소침착이 수개월에 걸쳐서 서서히 나타난다.

색소침착 외에 모세혈관확장증, 인설각화증을 볼 수 있다. 모발이 난 곳, 입 주위는 색소침착이 되지 않으며 심한 경우 얼굴 전체가 검고 눈만 반짝거리게 된다. 주로 백인보다 피부색이 검고 일광에 잘 타는 사람에게 쉽게 발생하며 특히 중년여성에게 많이 나타난다.

원인은 향수나 약제(항히스타민제제, 항생물질, 혈압강하제, 정신안정제), 화장품, 감미료에 들어가 있는 광감작 성분으로 인한 광과민성으로 추정되고 있다.

⑤ 베를로크 피부염(berloque dermatitis)

피부에 알레르기성을 유발하는 성분에 의해 생기는 반점이다.

향수나 오드콜로뉴(eau de cologne)에는 베르가모트(bergamot) 오일이라는 정유가 함유되어 있는데, 이 오일이 들어 있는 제품을 사용한 후 자외선에 노출되면 광선 감수

성을 높게 만들어 노출부위에 색소 침착이 나타난다.(버가못의 버갑텐〈퓨로큐마린〉이라는 화학물질이 원인)

예민해지거나 소양증을 동반하지 않기 때문에 자각증상은 전혀 없고 일광에 조사된 지 3~4일 경과 후 멜라닌이 증가하여 색소 침착이 생긴다.

베를로크 피부염은 일반적으로 2~3개월 후에 자연적으로 소멸하며 예방법은 향수의 직접적인 접촉을 피하며 비타민 C를 많이 섭취하는 것이다.

⑥ 애디슨병

부신피질의 질병으로 인하여 온몸에 나타나는 색소 침착을 말한다.

얼굴, 외음부, 겨드랑이, 배꼽, 손, 잇몸, 입술 등에 나타난다.

비소, 금, 은 등의 금속성분이 들어 있는 의약품을 통하여 색소의 과다한 침착이 유발되기도 한다(금피증, 은피증).

그림 4-8. 베르가모트와 베를로크 피부염

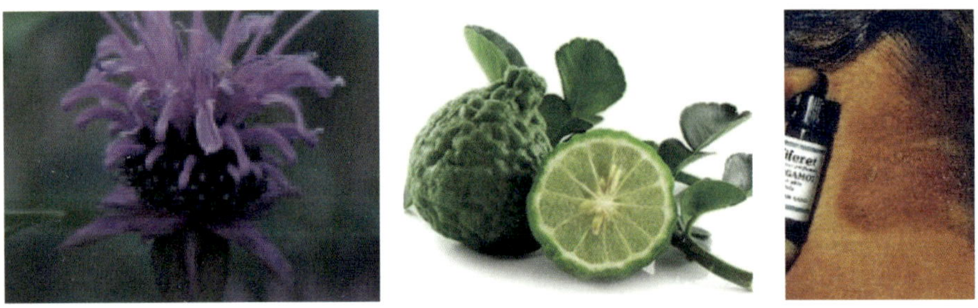

(4) 저색소침착증(hypopigmentation)

① 백반증(vitiligo)

후천적으로 발생하는 저색소침착증 중 가장 흔한 질환으로, 멜라닌세포의 결핍으로 인하여 여러 가지 크기 및 형태의 백색 반점들이 피부에 나타나 있는 것이다.

피부의 어느 곳에나 나타날 수 있으나 무릎, 팔꿈치 등의 뼈가 돌출한 부위, 얼굴, 목, 하복부, 허리, 사지말단에 호발하며 구순, 성기 등 점막에도 발생한다.

원인 미상으로 약 30%에서 그 가족력이 발견되며 스트레스 등 정신적 장애, 화상, 동상, 반복된 외상이 보조요인으로 작용할 수 있다.

처음 백반증이 나타나는 연령은 일정치 않으며 진행성으로 병변이 확장 또는 저색소침착이 될 수 있다.

그림 4-9. 백반증

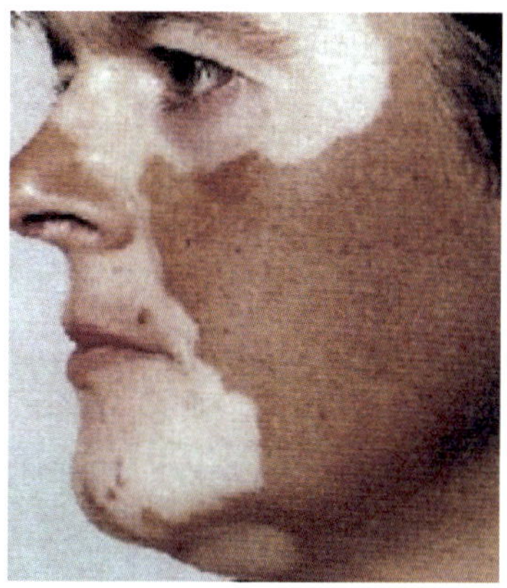

a. 백반증의 종류

- 심상성 백반증 : 자율신경계의 이상이나 자가면역의 이상으로 자각증상이 없이 전신에 크거나 작게 불규칙적으로 생긴다.
- 노인성 백반증 : 피부의 탈색이 전신에 불규칙적으로 나타나며 자각증상은 없고 40세 이후 노화가 시작된 피부에 나타난다.
- 화학성 백반증 : 산화방지제 등의 외적인 원인으로 생기는 백반이다.

b. 치료법

백반증의 치료법으로는 자외선을 적당량 피부에 투사하거나 일광과민을 유도하여 멜라닌 색소의 형성을 의도적으로 자극시키는 방법, 혹은 스테로이드연고를 환부에도포하는 방법이 있다.

② 백색증(albinism)

백색증은 유전질환의 한 종류로 모든 인종에게 나타난다. 백색증을 가진 사람들은 색소가 전혀 없거나 눈, 피부, 머리카락에 소량의 색소를 가진다. 또한 성장기 동안 정상적인 양의 멜라닌 색소를 가지고 있지 않기 때문에 시력에 손상을 입는다. 피부에도 태양광으로부터 손상을 보호하기 위해 멜라닌 색소가 필요한데 열대지역에서 백색증을 가진 많은 사람들이 피부를 보호하지 못하여 피부암에 걸리게 된다.

그림 4-10. 백색증

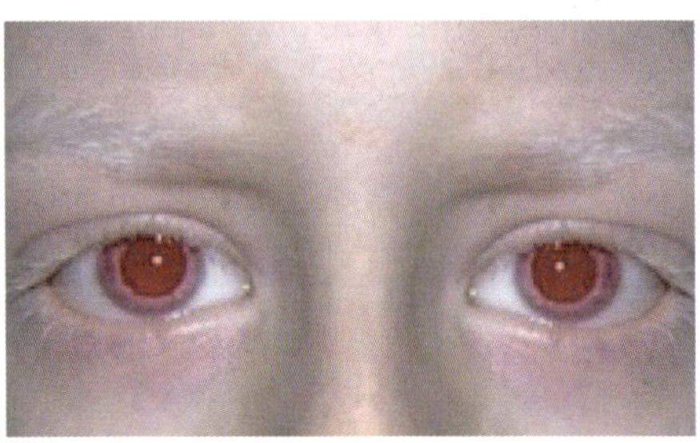

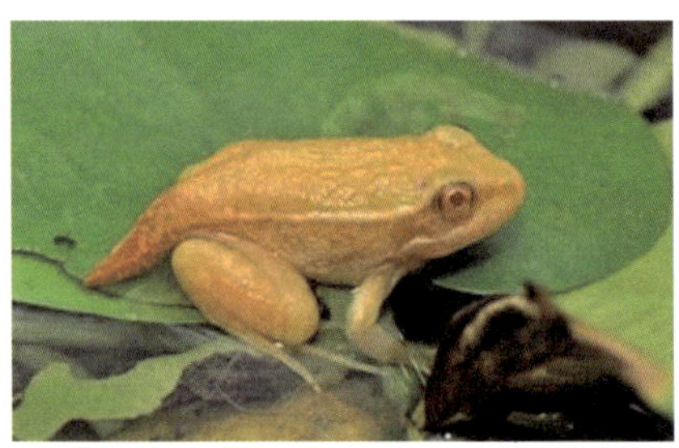

a. 원인

원인은 티로신(tyrosine)이라는 아미노산 물질대사의 다양한 결함으로 멜라닌 색소가 우리 몸에서 생산되지 못해 생겨난다. 유전자가 부족해서 눈이나 피부 같은 곳에 색소 형성이 제대로 이루어지지 않는 것으로 이 질환의 유전양상은 다양하다.

b. 치료법

피부암을 예방하기 위해 옷과 선글라스 등을 착용하고, 자외선 차단제를 사용하여 태양으로부터 피부나 눈을 보호하는 것이 중요하다. 그 외의 질환 자체에 대한 치료법은 특별히 없다.

그림 4-11. 미백화장품의 작용기전

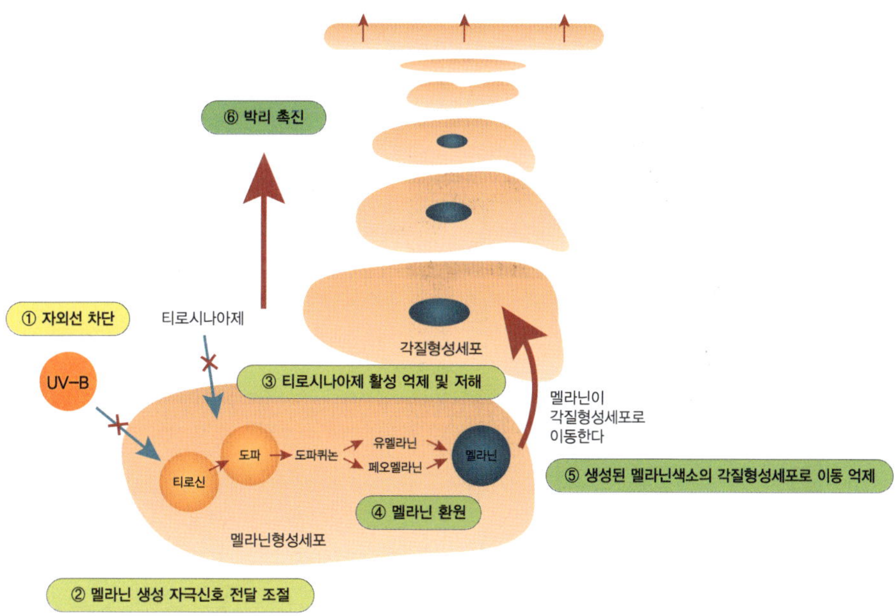

3. 피부유형별 화장품 도포

1) 화장품 도포의 목적 및 효과

(1) 화장품의 정의

화장품이라 함은 인체를 청결하게 하고, 아름답게 용모를 변화시키며, 더욱 매력적으로 변화시켜 주기 위하여 사용하는 물품이다. 또한 피부와 모발을 건강하게 유지하기 위해 신체에 바르거나 뿌리거나, 그 밖에 이와 유사한 방법으로 사용하는 물품으로 인체에 대한 작용이 적은 것을 말한다.

그림 4-12. 화장품의 종류

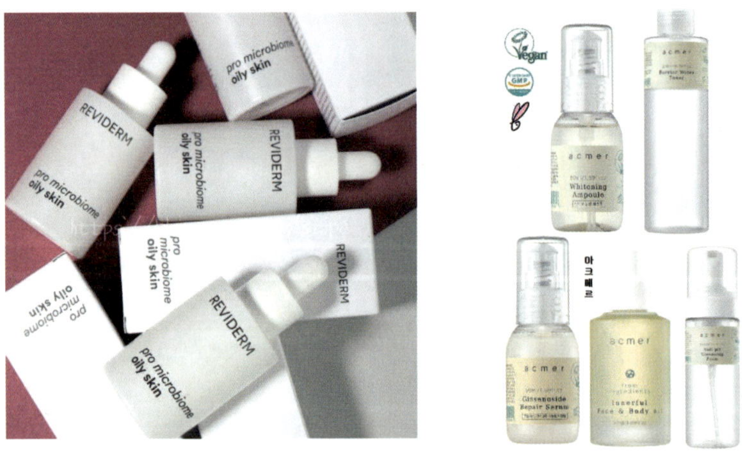

(2) 화장품 도포의 목적

① 노폐물을 제거하여 피부를 청결하게 하며 거칢을 방지하고 피부결을 가다듬는다.

② 피부에 수분을 공급하여 촉촉함을 주며 유연하게 한다.

③ 피부를 보호하고 건강하게 유지한다.

④ 자외선으로부터 피부를 보호하고 햇볕에 타는 것을 막아준다.

⑤ 피부에 색조 및 입체감을 부여해 준다.

⑥ 모발을 청결하게 하고 윤기와 탄력을 주어 두피와 모발을 건강하게 유지시킨다.

⑦ 손상된 모발을 보호하고, 모발의 거칠어짐, 갈라짐을 방지한다.

2) 피부유형별 화장품의 종류 및 선택

피부유형은 일반적으로 피부의 유분량과 수분량, 즉 피지선과 한선의 기능에 따라 크게 정상피부(중성피부), 건성피부, 지성피부, 복합성피부의 4가지 유형으로 분류한다. 이외에 민감성피부, 여드름피부, 색소침착피부, 노화 피부 등 광범위하게 분류한다.

화장품 도포와 피부관리는 궁극적으로 모든 피부기능이 정상적인 정상피부(중성피부) 상태를 목표로 한다. 따라서 피부유형에 따라 화장품의 종류를 선택하고 적절한 화장품 성분이 함유된 화장품을 도포하도록 한다.

표 4-13. 피부유형별 화장품

피부유형	클렌저	화장수	딥클렌징(필링)	에멀션	팩&마스크
중성 (정상)	클렌징 폼, 클렌징 겔, 클렌징 로션	유연화장수	효소, 스크럽, 고마쥐, AHA	유분과 보습, 영양성분 적절히 함유	청결과 보습 위주, 크림형태(O/W)팩, 시트마스크, 고무마스크
건성	클렌징 로션, 클렌징 오일	유연화장수	효소, 스크럽, 고마쥐	유분과 보습, 영양성분 다량 함유	보습, 영양 위주, 크림형태(W/O)팩, 석고마스크, 파라핀왁스마스크, 고무(알고)마스크, 시트마스크
지성	클렌징 폼, 클렌징 겔 *이중세안	수렴화장수	효소, 스크럽, AHA	유분 소량 함유, 피부와 친화력이 있는 산뜻한 오일 처방, 오일프리 처방, 피지 분비조절제, 각화조절제, 항염, 수렴성분 함유	피지 분비 조절 , 각화 조절, 항염, 수렴 위주, 분말형태, 클레이형태 팩, 고무마스크, 시트마스크
복합성	클렌징 폼, 클렌징 겔	수렴화장수	효소, 스크럽, AHA (민감부위 제외)	정상피부(중성피부)와 처방 유사, 피지 분비조절제 함유	T존 : 분말형태 팩, 클레이형태 팩 U존 : 크림형태 팩, 고무마스크, 시트마스크
민감성	클렌징 로션, 클렌징 겔	무알콜화장수 (저자극 화장수)	효소	저자극성 성분 사용, 향, 색소, 방부제를 함유하지 않거나 적게 함유	보습, 진정, 영양 위주, 크림형태(O/W) 팩, 겔 형태 팩, 고무마스크
여드름	클렌징 폼 *이중세안	수렴화장수, 소염화장수	효소 (염증성 여드름), 스크럽 (면포성 여드름의 경우에만 사용), AHA	오일프리 처방, 피지 분비조절제, 각화조절제, 항염성분 함유	시트마스크, 분말형태 팩, 머드팩, 클레이형태 팩, 고무마스크, 시트마스크, 피지 분비 조절, 각화조절, 항염, 수렴 위주

세안은 일반적으로 1일 2회(아침 : 미온수, 저녁 : 이중세안) 시행한다.

Chapter 5

DERMATOLOGY

노화 피부

노화는 피부를 비롯한 인체의 모든 기관에서 일어나며 나이에 따라 기능적·구조적 변화에서 차이를 부르나 다양한 원인으로 20대 초반에도 시작이 가능하며, 30대에는 표정에 따른 주름살이나 탄력 저하가 나타나고, 40대는 피부 두께와 색의 변화가 오게 된다.

1. 노화 피부

노화는 연령의 증가에 따라 신체적, 정신적 생리기능이 저하되는 것으로 외부환경에 대한 반응 능력이 떨어지는 현상을 의미한다.

노화는 피부를 비롯한 인체의 모든 기관에서 일어나며 나이에 따라 기능적·구조적 변화에서 차이를 부르나 다양한 원인으로 20대 초반에도 시작이 가능하며, 30대에는 표정에 따른 주름살이나 탄력저하가 나타나고, 40대는 피부 두께와 색의 변화가 오게 된다. 그러나 노화의 초기 증상은 대부분 피부의 건성화에서 비롯된다고 볼 수 있다.

1) 노화의 원인

(1) 노화의 원인설

노화의 원인을 규명하고 노화를 방지하기 위한 많은 노력이 있지만 노화는 인체 내에서 복합적으로 발생, 진행되기 때문에 결정적인 원인을 찾지 못하고 있으며 노화과정을 설명하는 요인에 대한 이론으로 다음과 같은 학설이 있다.

① 유전기인설(DNA 프로그램이론설)

노화현상에 영향을 주는 것이 유전이라는 학설이다. 생물에는 각각의 종자(speices)에 의한 일정한 수명이 있는데, 그것은 자연도태의 결과로 만들어진 유전형태로서 환경 스트레스에 저항하는 능력을 나타낸 것이라고 보는 견해이다.

인체를 구성하는 10조 개 이상의 세포는 각각 분화 · 분열을 반복하지만, 분열에는 한계가 있으며 종별로 유전자로서 세포 내에 확실하게 분열한계가 정해져 있기 때문에 인체도 수명의 한계가 있어 이에 따른 자연스러운 노화현상이 나타난다고 본다. 즉, 노화나 죽음은 DNA 어딘가에 짜여진 프로그램에 따라서 생로병사가 일어난다는 설이다.

② 오류 카타스트로피설(error catastrophe설, DNA 복제이론)

유전정보는 생체기능을 유지하기 위해서 작용하며, 각 세포에 필요한 DNA 정보는 RNA에 옮겨 복사되고 효소나 그 외에 단백질을 합성한다. 이렇게 단백질 합성까지 번역되는 복잡한 과정에서 나이가 들면서 오류(error)가 조금씩 축적되는 것이 결과적으로 노화를 일으킨다는 학설이다.

오류에 의해서 기능을 잃어버린 효소나 단백질이 합성되면 세포의 기능이 조금씩 쇠퇴해 가면서 최종적으로 세포는 기능 부전과 죽음에 이를 수 있다는 것이다. 이 설은 DNA의 손상과 그 회복기구에 근거한다. DNA 손상이 노화에 의해 축적되는 것이라면 노화세포로부터는 구조가 조금 다른 단백질이 합성될 가능성이 있고, 오류 카타스트로피설을 지지하는 근거가 될 수 있다.

③ 크로스링크(Cross Linkage) 이론

세포의 단백질이나 고분자 물질의 연결고리 증가로 노화가 발생한다는 이론이다.

이는 피부조직의 탄력을 저하시켜 노화의 직접적인 원인이 된다. 이러한 단백질 연결고리는 유리기(face radical)나 신진대사과정에서 형성되는 물질의 축적에 의해 일어나게 된다.

④ 혈행장애설

생체의 노화는 순환계의 변화와 깊은 관계가 있다는 학설이다.

순환계 중 혈관의 변화가 그 주된 원인으로 작용하는데, 나이가 들면서 혈관이 노화되어 혈행이 불순하게 되면 모세혈관은 서서히 감소하고 투과성도 없어지게 된다.

모세혈관이 위축되면 각 조직에서 O_2, CO_2의 가스교환, 영양물과 노폐물교환이 잘 이루어지지 않으므로 체내의 보존이 어려워져 노화가 진행된다고 한다.

⑤ 독소설

신진대사의 결과 체내에 생긴 유해물질이 해독, 배제되지 않고 인체에 유해작용을 끼침으로써 점차 노화 또는 죽음에 이르게 한다는 학설이다. 즉 나이가 들면서 불필요한 것을 제거하는 작업이 원만치 못하여 유해인자를 체내에 가지고 있어 세포와 조직의 기능을 감퇴시킨다는 이론이다. 여기에는 대사산물 침착설과 자가 중독설이 있다.

⑥ 자유 라디칼 이론(free radical theory)

가장 유력한 학설로서 가장 합리성이 인정되고 있는 학설이다.

Free radical은 전자구조가 홀수이므로 매우 불안정하여 전자를 얻어 안정화하려는 성질 때문에 결합력이 매우 강하다. 예를 들면 - OH, - H, - O, - HO 등의 독성이 강한 산소분자 라디칼(radical)은 세포막(cell membrane)의 지방분자 즉, 다가 불포화지방산(PUFA)과 결합해 세포막의 변화를 초래하여 결과적으로 노화를 촉진시킨다. 산소는 이처럼 우리에게 반드시 필요하지만 부식과 산화 과정을 통해 파괴 작용을 수행한다.

이와 같이 free radical은 인체 대사과정, radiation, 바이러스, 중금속 및 대기오염 등을 통해 생성된다. 그러므로 이러한 자유 라디칼을 적재적소에서 없애지 않으면 인체 내에서 설계되어 있는 정상적인 유전적 프로그램을 변경시킨다. 이 밖에도 Free Radical은 다가 불포화 지방산과 결합해 알데하이드(- CHO)와 같은 독성이 강한 물질을 형성시켜 노화를 촉진시킬 뿐만 아니라 암(cancer) 또는 기타 질환을 일으킨다.

노화가 진행될수록 자유 라디칼의 생성률이 증가하며 항산화 기작의 속도는 감소한다. 항산화 방어 기작과 산화기작의 슈퍼옥시드 디스무타아제(superoxide dismutase), 글루타티온 과산화효소(glutathioneperoxidase, GSHPx)와 같은 항산화물은 free radical을 해독시키는 데 중요한 효소들이며 생명연장과도 밀접한 관계가 있다고 보고 있다.

⑦ 신경피로설

신경세포의 피로는 중추신경의 기능을 저하시키고 내분비계에도 영향을 준다. 일반적으로 뇌신경계의 퇴화 위축은 나이가 들수록 빨라지며 특히 스트레스에 의한 신경의 피로가 높아지면 생체의 노화가 가속된다는 설이다.

⑧ 면역설

고령이 됨에 따라 질환에 걸리기 쉬운 것도 노화의 하나로, 여기에는 면역력의 저하가 크게 관여하고 있다고 보는 설이다. 면역설은 일명 자가 면역 이론이라고도 하는데, 노화는 면역계의 기능 변화를 의미한다고 주장한다. 대부분의 척추동물은 나이에 따라 면역세포가 점차 다양화되다가 신체와 조직 간의 자가 조절 기전이 점진적으로 퇴화된다. 이 자동적인 퇴화현상에 의하여 자신의 정상세포가 이물질로 인식되고 면역계에 의하여 공격을 받는다. 또한 항체세포의 감시기능도 손상된다.

인간 역시 노화에 의해 면역계가 퇴화된다. 결과적으로 노년에 이르면 면역력이 감퇴하여 감염, 자가면역, 암 발생률이 증가한다. 아밀로이드증이나 암, 성인 당뇨병은 면역 결손에 의한 노화질환으로 간주된다.

2) 노화의 형태

(1) 생리적 노화(physiological aging, 내재적·내인적)

25세를 전·후로 하여 나이가 들어감에 따라 인체를 구성하는 모든 기관의 기능이 저하되는 현상으로 근골격계, 심혈관, 호흡기계, 순환계, 신경계, 내분비계, 호흡기계, 소화계, 비뇨기계 등의 기능이 대부분 저하된다. 특히, 피부의 노화로 나이가 들어가면서 모발이 감소하며, 흰머리가 생기고 머리가 벗겨지기 시작한다. 또한 안구조절기능에도 장애가 나타나고 피부에도 피부의 구조와 생리적 기능에 변화가 일어나면서 탄력성의 저하, 주름 및 노인반점 등 다양한 노화현상이 나타난다.

이러한 노화는 내적 혹은 외적인 것으로 분류된다. 내적 요인은 유전적이거나 다른 신체변화와 같은 자연스런 노화과정(생리적 노화)과 관련된 것으로 우리는 부모로부터 평생 동안의 피부 형태, 나이가 들어감에 따른 피부 변화와 같은 부분적으로 결정되는 유전적 특징을 물려받는다. 외적 요인은 햇빛에 노출, 혈관, 추위 등 주변환경이나 생활여건 등으로 인한 노화(광선 노화 : 환경적 노화)와 관련된 것으로 분류할 수 있다.

특징과 현상

- 표피 전체에 걸쳐 구조적 변화를 일으키며, 표피와 진피 모두 얇아진다.
- 표피세포의 조기 각화현상으로 표피 중 각질층이 차지하는 비율이 높아져 외부로부터 영양 흡수력이 감소해 결체조직이 위축되며, 피부가 뻣뻣해지고 윤기가 없어진다.
- 기름샘과 땀샘의 분비기능이 저하되고, 세포와 조직에 탈수 현상이 일어나 건조 현상, 잔주름이 형성된다.

- 세포 내의 세포질이 응어리지면서 세포의 필수 신진대사에 장애를 일으킨다.
- 기저세포의 생성기능이 떨어지면서 세포의 재생주기(28일)가 지연되어 상처의 회복이 느리다.
- 세포의 산소함유량이 저하되어 신진대사 기능저하를 가져온다.
- 모근의 탄력이 감소되어 모공이 벌어진다.
- 피부가 노화되면 색소 형성세포 수, 랑게르한스세포 수, 머켈세포 수가 감소한다.
- 피부의 감각기능이 저하되어 피부반응이 잘 나타나지 않는다.
- 모세혈관벽의 노화로 혈관벽이 두꺼워져 세포와 조직으로의 영양공급이 줄어들거나 차단된다.
- 표피와 진피의 경계부가 점차 편평화되어 진피가 위축되며 영양교환이 줄어든다.
- 멜라닌세포 수의 감소와 기능약화로 색소 침착의 불균형이 일어나고 얼룩반점이 생기며 자외선에 대한 방어능력이 저하된다.
- 탄력섬유와 교원섬유의 감소와 변성, 무코다당질의 감소로 피부의 탄력성이 저하되고 주름이 형성된다.

(2) 환경적 노화(environment aging, 외재적·광노화)

일광, 추위, 더위, 바람, 공해, 스모그, 흡연 등의 주변 환경이나 나쁜 건강습관, 적절한 피부관리의 부족, 나이에 따른 부적절한 영양공급 등의 외적영향을 받아 일어나는 노화를 의미한다. 이 중 가장 주요한 요인은 일광으로 지속적인 자외선 조사는 표피에서 진피에 이르기까지 피부조직의 심각한 손상을 유발한다.

외재적 요인에 의한 노화는 자연적인 노화, 즉 생리학적인 노화를 촉진시키거나 추가적인 변화를 초래하지만 일반적으로 조절할 수 있는 인자이다. 많은 과학자와 피부학자는 외재적(태양광선 외) 요인이 피부노화의 85% 정도를 담당한다고 믿는다.

태양광선의 단기간과 장기간의 노출은 일광화상, 과다색소침착, 주름 형성, 피부암을 포함하는 다른 피부상태의 형태로 발생한다. 그러므로 되도록이면 태양 노출을 피하고 항상 적당한 자외선 차단제를 바르는 것이 가장 중요하다.

특징과 현상

- 노폐물 축적으로 표피가 두꺼워진다.
- 피부가 악건성화 또는 민감화된다.
- 면역기능이 매우 떨어진다.
- 햇빛은 멜라닌세포를 활성화시키고 증식시켜 피부에 노화반점, 주근깨 등의 색소 침착이 생긴다.
- 탄력섬유와 교원섬유의 감소와 변성, 무코다당질의 감소로 피부의 탄력성 저하와 주름이 형성된다.
- 순환의 변화, 불량한 영양상태, 일광유발성 손상 등의 요인에 의해 세포의 재생이 느려진다.
- 장기간 과도한 자외선의 방사로 인해 피지선의 활동이 증가하면서 여드름을 동반한다.
- 자외선에 의해 DNA가 파괴되면 피부암이 발생한다.
- 모세혈관이 감소하고 부분적인 확장증이 일어나면서 멍이 잘 든다.

3) 주름현상

피부노화에서 생기는 생리적 변화들을 살펴보았듯이, 피부노화 현상 중에서 주름, 과색소침착, 피부 건조, 안면홍조 4가지가 피부노화의 대표적인 표지자들이다. 이 중에서 가장 눈에 띄는 주름은 외관상 타인으로 하여금 나이를 가늠할 수 있게 함으로써 모든 사람들이 관심을 갖고 그 예방과 개선에 많은 정성을 기울이고 있는 부분이다.

일반적인 주름은 인간의 다양한 표정이 반복되는 과정에서 얼굴에 생기는 정상적인 굴곡이라고도 말할 수 있는데, 기후 등 외부 자극으로부터 영향을 받는다. 이에 비하여 이차적인 주름은 진피와 피하조직의 변화와 중력에 의한 피근의 이완으로 생기는 것을 말하며, 이중턱, 눈두덩이나 눈 아래 볼록한 주머니, 양 볼의 피부 늘어짐 등을 예로 들 수 있으며 결국 얼굴 윤곽의 변화를 가져오게 된다.

이러한 주름은 개인의 지문과 같이 유전적 요인이 결정짓는다.

(1) 주름 발생의 원인

주름의 발생에는 신체 내·외적인 많은 원인이 있다. 그러나 광노화를 제외하면 내적으로는 각질층의 수분저하로 인한 수분함유량의 감소, 각질층의 비후, 표피세포교체율의 감소와 위축, 진피의 무코다당류와 콜라겐, 엘라스틴의 질적·양적인 변질에 의해서 나타나고 피지생성의 감소를 야기한다. 외적으로는 외부로부터 가해지는 물리적·화학적인 스트레스가 원인이 된다.

당뇨병, 비만, 심장·순환계 질환을 원인으로 생각할 수 있으며 폐경기도 매우 중요한 요인으로 작용한다. 폐경기 여성의 1/4만이 충분한 난포호르몬과 프로게스테론을 분비하므로 대부분은 여성호르몬 부족으로 피부의 탄력을 잃고 건조해져 주름생성이 가속화된다. 이런 경우는 산부인과 전문의의 상담으로 호르몬을 경구 투입하거나 경피투여할 수 있다. 그 결과는 예방과 치료면 모두에서 매우 긍정적으로 받아들여지고 있다.

(2) 주름 방향

오스트리아 해부학자 칼 랑거르는 전신 피부의 할선(랑거선) 방향과 주름이 생기는 방향은 대체로 일치한다는 것을 알아냈다. 즉 피부는 근육방향으로 운동하므로 주름은 할선방향과 평행하게 발생하고 근육방향과는 직각방향으로 나타난다. 마사지는 이러한 성질을 이용하여 주름과 직각인 근육방향으로 하는 것이 올바른 방법이다.

(3) 주름 형성과정

표피는 피하층 근육의 끊임없는 운동에 의하여 접히고 펴지는 과정을 반복하게 되는데 노화의 진행에 따라 이 부분에 주름을 형성하게 된다.

다음과 같은 단계를 거쳐서 골이 생기고 그 골이 점점 깊어지는 것이 바로 주름의 생성이며, 뒤이어 피부의 이완이 일어나게 된다.

① 표피와 진피의 경계부위인 유두층의 굴곡이 점점 펴지며 엘라스틴 섬유와의 부착력을 잃게 되므로 피부 표면적은 점점 늘어난다.

② 진피조직의 변형 즉, 섬유조직들의 변성으로 피부 신축성이 떨어진다.

③ 피부 신축성의 감소와 중력에 의하여 피하지방이 점점 아래쪽으로 몰리며 새롭게 분포된다.

4) 조기 노화 피부(premature skin)

조기 노화 피부란 젊은 나이인데도 나이든 피부와 같이 겉늙어 보이는 노화 조짐을 나타내는 피부유형으로 현대 여성에게서 흔히 발견할 수 있다.

피부상태는 일반적인 노화 피부와 똑같은 양상을 띠며 단지 그 원인이 연령에 의한 생물학적인 피부변화에 의한 것이 아니라 후천적 요인에 있다는 것만 다를 뿐이다.

조기 노화 피부가 되는 요인은 다음과 같다.

(1) 피부세포의 영양 결핍

생활수준이 높은 현대에는 패스트푸드, 과도한 육류 섭취 등의 편식과 체중조절을 위한 무리한 다이어트에 의해 영양적 불균형이 초래되어 피부세포도 영양결핍증에 걸리게 된다.

① 혈액순환저하

혈액순환이 활발하지 못한 관계로 피부세포들이 혈액을 통하여 영양소를 공급받지 못함으로 인해 영양결핍에 이르게 된다.

② 피하지방의 결핍

표피층과 진피층으로 구성된 피부층은 그 아래의 피하지방층과 근육층의 구조적 영향을 받는다. 근육층이 탄력을 잃고 피하지방층이 함몰되면 영양부족의 위축된 피부가 된다. 이러한 형상은 흔히 잘못된 다이어트에 의한 피하지방의 급격한 손실로 인해 초래된다.

(2) 햇빛에 과도한 피부노출

피부를 자외선에 과도하게 노출하면 표피 내부의 수분량이 감소하고, 진피 내의 결합섬유의 대부분을 구성하는 용해성 콜라겐에 변성이 생기며 섬유화되어 비수용성 콜라겐으로 변한다. 이 때문에 피부는 보습성과 탄력성을 잃고 노화현상을 일으킨다.

또한 자외선에 내포되어 있는 어떤 광입자는 음전기를 띤 전자를 방출하여 피부 내부의 단백질 분자와 결합하면서 전기적 화학반응을 일으켜 유리기를 생성하게 된다. 이 유리기는 피부세포의 단백질과 반응하여 단백질이 아닌 다른 물질로 변화시키게 되며 이로 인해 피부세포는 손상되고 따라서 자연히 피부는 노화된다. 피부 단백질을 훼손하는 유리기의 생성은 자외선 이외에도 공해로 인한 공기오염 속에 함유되어 있는 물질, 즉 오존, 수산기, 과산화수소, 방사능물질 등에 의하여 발생된다.

(3) 잘못된 생활습관

① 목욕, 세안습관 등 너무 지나치게 물을 접하게 되면 피부는 건조하게 되고 이로 인해 노화가 촉진된다.

② 메이크업 제품 중 파우더, 트윈케이크, 콤팩트 등 메이크업 가루성분은 주성분이 탈크이다. 이는 피부 표면으로부터 피지와 수분을 급격하게 흡수하여 피부를 메마르게 하는 단점이 있다. 따라서 이러한 메이크업 전에는 기초화장을 하여 유분과 수분의 균형을 맞추지 않으면 피부는 건조화되어 노화가 빨리 진행된다.

③ 화장품에 의한 부작용으로 인해 염증 등의 피부발진이 오랜 시간 지속되면 표피의 조직, 진피의 결합섬유 등이 손상되어 피부는 탄력을 잃고 노화가 촉진된다.

④ 피부트러블을 치료하기 위한 피부치료용 약을 장기간 과다 사용하게되면 피부의 위축, 피부섬유조직이 약화되어 노화가 빨리 찾아오게 된다.

(4) 내장장애 및 기타

큰 병을 앓고 나면 갑자기 많이 늙는다는 것을 알 수 있다. 예를 들면 위장장애, 변비 등에 의한 자가중독과 생리불순, 건강 이상으로 인한 수술 등이다. 그 밖에 미세먼지, 영양공급의 불균형, 운동부족, 의약품 등의 장기 복용, 술과 담배, 단기간의 심한 체중감소 등도 조기노화를 초래한다.

(5) 정신적 스트레스

불안, 불만 등의 정신적 스트레스가 장기간 지속되면 뇌하수체의 활동이 나빠지고 부신을 비롯한 호르몬기관에 변조가 와서 육체적·정신적 부조가 생겨 정상적 활동이 어려워진다. 즉 심신의 과로는 피부의 정상적 분비작용이나 피지막 형성을 방해하여 피부가 건조화되고 노화가 진행된다.

5) 노화 피부의 예방과 관리법

① 피부를 보호하기 위하여 자외선 차단제를 바르고 스트레스를 잘 관리한다.

② 폐경기 호르몬 변화에 따른 정신적 만족감을 준다.

③ 피부탄력과 근육의 긴장이완을 위해 규칙적인 마사지와 팩을 시행한다.

④ 콜라겐, 천연보습인자, 각종 비타민 특히 비타민 A, E가 함유된 영양제품이나 히알루론산(hyaulonic acid)과 같은 고보습 물질이 함유된 제품을 사용하여 보습과 영양관리에 중점을 둔다.

⑥ 유리기(free radical)를 차단하는 항산화제인 SOD(superoxide dismutase), 비타민 C, 비타민 E, 카로틴 등이 함유된 제품을 사용한다.

⑦ 발적을 완화시키고 피부가 덜 자극되도록 감초추출물, 비사볼롤, 아줄렌, 포도씨앗추출물, 녹차, 디포타슘 글리틸레틴산, 스테아릴글리텔레인산 등의 진정성분이 함유된 제품을 사용하여 관리한다.

⑧ 규칙적인 생활과 바른 식습관을 갖고 흡연과 음주를 금한다.

Chapter 6

D E R M A T O L O G Y

피부와 광선

태양광선은 인간이 생명과 자연계를 유지하고 세균을 살균하는 데 필수적인 역할을 한다. 영양분과 칼슘을 공급하며 노폐물 제거와 혈관 및 림프관의 순환을 자극하여 신진대사를 원활히 해준다.

1. 태양광선

태양광선은 인간이 생명과 자연계를 유지하고 세균을 살균하는데 필수적인 역할을 한다. 영양분과 칼슘을 공급하며 프로비타민 D를 비타민 D로 활성화시키고 노폐물 제거와 혈관 및 림프관의 순환을 자극하여 신진대사를 원활히 해준다. 또한 자율신경의 활동에 좋은 영향을 미치고 인공적으로 만든 광선이 여드름성 피부나, 건선, 백반 등을 치료할 때 이용되기도 하는 유용한 광선이다. 이러한 광선은 광선의 파장과 주파수에 따라 저주파 광선과 고주파 광선으로 구별하기도 하고 태양광선의 경우는 파장에 따라 가시광선(약 52%), 적외선(약 42%), 자외선(약 6%)으로 나누기도 한다.

1) 가시광선

가시광선(visible light)은 400~800nm의 중파장으로 태양광선 중 약 52%를 차지하며 육안으로 볼 수 있는 광선이다. 광생물학적인 반응에 크게 관여하지 않고 눈의 망막을 자극하는 광선이며, 비가 온 후나 개인 날 무지개 색으로 나타난다.

그림 6-1. 파장에 따른 태양광선의 분류

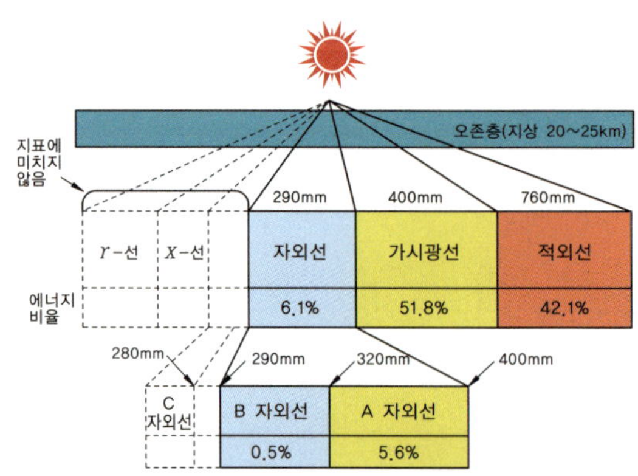

2) 적외선

적외선(infrared light)은 780~2400nm의 장파장으로 태양광선 중 42%를 차지하고 있으며, 피부에 유해자극을 주지 않으면서 열을 발생하는 붉은색의 열선이다.

침투력이 강하여 피부조직 깊숙이 영향을 미치며 혈액순환 촉진, 근육조직의 이완, 신진대사 촉진, 식균작용 등의 역할을 한다.

피부미용 시 적외선의 사용은 피부 긴장을 완화시키고 팩의 건조 및 영양성분의 침투를 도와준다. 이상적인 사용방법은 피부에서 20~60cm 띄우고 조사하는 것이며, 얼굴에 조사할 때는 눈의 보호를 위해 아이마스크를 착용하고 조사시간은 20분을 넘지 않는 것이 좋다.

3) 자외선

자외선(ultraviolet light)은 태양광선 중 파장이 200~400nm의 광선이며, 지표에 도달하는 태양광선의 약 6%를 차지한다. 태양광선 속에 들어 있는 빛을 프리즘을 통해 분리하면 빨강, 주황, 노랑, 초록, 파랑, 남색, 보라의 스펙트럼을 갖는 무지개 색깔의 빛이 된다. 스펙트럼의 한쪽 끝에는 빨강색의 띠가 있고 다른 한쪽 끝에는 보라색의 띠가 있으며 이 빨강색의 끝과 보라색 끝 너머에는 우리 눈에 보이지 않는 광선이 있다.

이 중 피부를 검게 태우고 화상을 입게 하는 것이 보라색 끝 너머에 있는 자외선이다.

2. 자외선과 피부

자외선은 살균력이 강해 화학선이라고도 하며, 비타민 D를 활성화시키므로 건강선이라고도 한다. 하지만 피부가 자외선에 과잉 노출될 경우는 피지의 산화 작용으로 각질화가 가속되고 피부의 탄력성이 떨어지며 색소 침착으로 피부노화의 주원인이 될 수도 있다. 또한 자외선은 각종 피부암 및 백내장 등의 장애를 유발하기도 한다.

자외선의 강도는 고도, 지형, 날씨, 계절, 하루의 시간 등에 많은 차이가 있으며, 여름철에 피부가 타거나 화상을 입는 것은 자외선에 의한 것이다. 이러한 자외선은 파장의 범위에 따라 UV - A(320~400nm), UV - B(280~320nm), UV - C(200~280nm)로 나눌 수 있다.

그림 6-2. 자외선 파장에 따른 피부반응

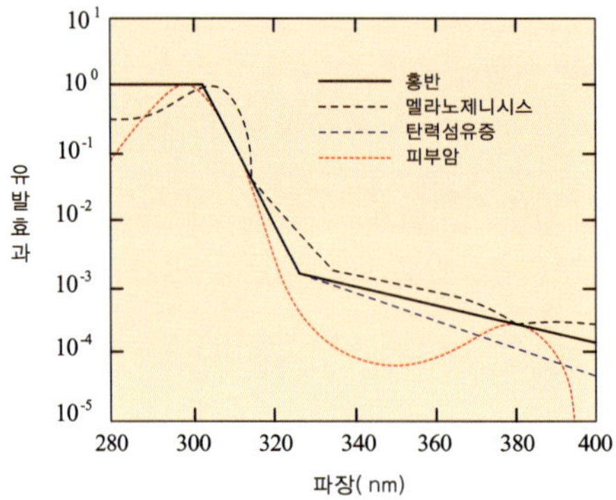

표 6-1. 자외선에 의한 영향

자외선의 종류	침투 깊이	영향
UV - A 장파장(320~400nm)	진피 깊숙이 침투	일상생활에서 가장 쉽게 접하는 생활광선이다. • 즉시 색소 침착 • 광독성, 광알레르기 반응 • 프리 라디칼(유리기, free radical) 생성으로 인한 만성적 광노화 • 진피의 탄력섬유와 교원섬유의 손상 및 변성 (피부 탄력성 감소, 피부 위축현상, 주름 형성) • 백내장 유발, 피부암
UV - B 중파장(280~320nm)	표피 기저층 또는 진피상부까지 침투	유리창에 의해 어느 정도는 차단된다. • 프로비타민 D를 활성화하여 구루병 예방 • 적당량의 경우 면역력 강화 • 피부건조와 피부각화 가속화 • 홍반, 수포, 일광화상(sun-burn) • 지연 색소 침착 • 세포막 손상, 효소활동 감소
UV - C 단파장(200~280nm)	오존층에 흡수 피부에 거의 도달하지 않음	오존층의 파괴로 생태계를 위협하는 요소 • 살균작용, 박테리아 및 바이러스 등 단세포성 조직을 죽이는 데 효과적 • DNA 손상으로 피부암 발생

1) 자외선이 피부에 미치는 영향

광선 특히, 자외선에 의한 피부의 유해 정도는 자외선의 양, 강도, 파장, 노출시간, 장소, 계절은 물론 개인의 민감도, 성별, 연령, 피부유형, 질병, 임신, 월경주기 등에 따라 다르다. 자외선의 파장에 따른 특성이 있으므로 자외선 A와 자외선 B, 자외선 C에 있어 어느 것도 소홀히 할 수 없다.

① 자외선의 긍정적 영향

비타민 D 형성, 살균효과, 강장효과(식욕, 수면의 증진, 신경성, 자극성의 감소) 등으로 피부에 긍정적인 영향을 미친다.

② 자외선의 부정적 영향

홍반반응, 일광화상, 색소 침착, 광노화, 피부암, 광독성 피부염, 일광 알레르기, 다형광발진, 일광 두드러기 등으로 피부에 부정적인 영향을 미친다.

3. 자외선 차단법

자외선으로부터 피부를 보호할 수 있는 가장 좋은 방법은 피부를 자외선에 노출시키지 않는 것이다. 그러나 이것은 현실적으로 불가능하다. 옷, 모자, 파라솔 등은 피부와 일광 사이에 어떤 장벽을 형성함으로써 피부를 어느 정도는 보호하나 얼굴은 항상 노출되는 부위이다. 특히 더운 계절, 자외선이 강할 때는 신체의 더욱 많은 부분을 노출시키게 되므로 메이크업을 하거나 자외선 차단성분을 함유한 화장품을 사용하여 피부를 보호해야 한다.

자외선 차단제는 자외선을 차단하여 피부를 보호하기 위해 사용하는 성분으로 "일소방지제"라고도 불린다. 일소(一燒)는 피부가 햇볕에 타서 화상을 입는 것을 의미한다. 이상적인 자외선 차단제는 피부가 타거나 일광화상이 발생하는 것을 막는 효과가 높아야 한다. 또한 자외선 차단제는 주름방지나 기미 등의 미용적 효과는 물론 일광 알레르기가 있는 사람에게는 중요한 예방책 중의 하나이다. 따라서 피부를 보호하기 위한 효과적인 차단법은 자외선을 산란시키는 방법과 자외선을 흡수하는 방법이 있다.

그림 6-3. 자외선 산란과 자외선 흡수

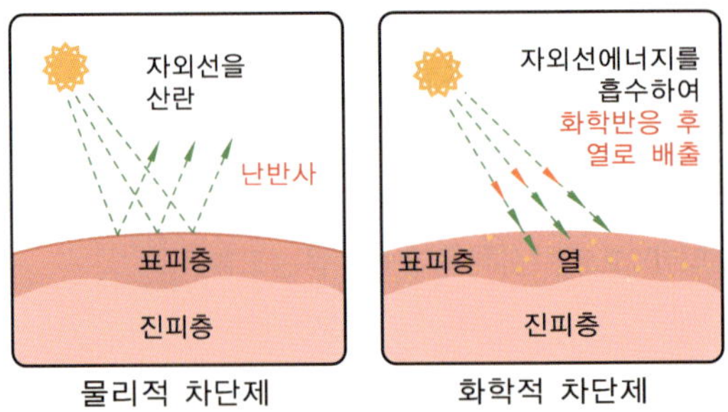

1) 자외선 흡수 - 화학적 차단제

자외선 흡수제는 크림 속의 성분이 화학적인 흡수작용에 의해 흡수한 빛을 열에너지로 전환시켜 자외선이 피부 속으로 침투하지 못하도록 소멸(방출)시킨다.

자외선 흡수제는 UVA 흡수물질과 UVB 흡수물질로 구성된다. 피부에 바른 후 투명하여 미관상 좋으며 사용감이 가볍고 발림성이 좋다. 그러나 자외선 흡수제를 많이 배합하게 되면 접촉성 피부염을 일으킬 수 있으므로 주의하여야 하며 땀이나 물에 잘 지워진다.

① UVA 흡수물질

벤조페논(benzophenone) 유도체와 안트라닐산메틸(metyl anthranilate), 에칠헥실메톡시신나메이트, 부틸메톡시디벤조일메탄(아보벤존) 등의 다양한 종류가 있다.

벤조페논, 아보벤존, 옥시벤존(벤조페논-3) 같은 벤조계열 성분은 성장기 어린이들에게 유해한 물질이라는 보고와 피부 부작용의 발생 위험성이 높아 거의 사용하지 않으며 주로 안트라닐산메틸, 에칠헥실메톡시신나메이트를 사용하고 있다.

② UVB 흡수물질

파라아미노벤조익산(Para-amino benzoic acid) 유도체, 신남산(cinnamic acid) 유도체, 살리실산염(salicylate) 등이 있으며, 파라아미노벤조익산 유도체는 피부 부작용의 발생 위험성이 높아 거의 사용하지 않는다.

높은 SPF(자외선차단지수)를 필요로 하는 제품에는 UVA, UVB 2종류의 차단물질이 모두 함유되어 있으며, 낮은 SPF를 필요로 하는 제품일수록 UVB 차단물질이 주로 함유되어 있다.

자외선 흡수제의 조건	
	✵ 화학적 안정성이 높아야 한다. ✵ 광범위한 자외선 영역을 흡수할 수 있어야 한다. ✵ 열과 빛에 대한 안전성이 높아야 한다. ✵ 다른 성분과 반응하지 말아야 한다. ✵ 사용감에 커다란 영향을 주지 말아야 한다.

2) 자외선 산란 - 물리적 차단제

자외선 산란제는 자외선과 가시광선을 반사 또는 분산시키는 불투명한 물질로서 이산화티탄(titanium dioxide, $TiO2$), 산화아연(zinc oxide, ZnO)이 사용되고 있다.

이산화티탄과 산화아연은 커버력이 커서 자외선 차단 효과가 우수하고 접촉성 피부염과 같은 부작용은 없으며, 피부 안전성이 우수하여 민감성피부나 어린 아이들 피부에도 사용하기 적합하다. 그러나 불투명하기 때문에 크림이나 로션에 많이 배합되면 백탁현상으로 인해 미관상 좋지 않으며 발림성이 좋지 않아 미용적으로는 만족스럽지 못한 것이 단점이다.

(1) 이산화티탄(티타늄디옥사이드)

평균 입경이 작은 초미립자 이산화티탄은 자외선 방어효과가 우수하며 초미립자여서 바른 후에도 피부를 들떠 보이지 않게 하기 때문에 자연스러운 마무리 효과를 얻을 수 있다. 이는 이산화티탄의 입자 크기가 작아지게 되면 자외선 산란효과는 감소하는 반면 자외선 흡수제와 유사하게 자외선을 흡수하는 성질이 나타나기 때문이다. 이와 같이 자외선 흡수 능력을 나타내는 것은 초미립자상태에서는 낮은 에너지 상태의 자외선을 흡수하여 높은 에너지 상태로 변화하기 때문이다.

(2) 산화아연(징크옥사이드)

산화아연은 UV - A 차단효과가 우수하지만 많이 바르면 얼굴이 하얗게 뜨는 백탁현상이 일어난다는 단점이 있으며 발림성이 뻑뻑한 편이다. 그러므로 미립자 이산화티탄과 산화아연을 적당히 혼합하면 피부를 허옇게 하지 않으면서 UV - A, UV - B를 고루 차단할 수 있는 효과를 얻을 수 있다.

자외선 산란제의 장점

- ✱ 피부에 바른 후 시간의 경과에 따른 자외선 차단효과의 저하가 없다.
- ✱ 배합한도에 대한 법적인 규제가 적다.
- ✱ 안전성이 높다.
- ✱ 자외선 흡수 파장대가 넓다.

3) 자외선 차단제의 광독성

자외선 차단제는 자외선을 산란시키거나 흡수함으로써 자외선이 직접 세포나 조직에 작용하지 못하게 한다. 그러나 이때 문제가 되는 것은 자외선 차단제 자체의 안전성이다. 유기물질인 자외선 흡수제의 경우에는 분자량이 낮고 지용성인 성질이 있기 때문에 피부 내부로 침투가 가능한 것이 많다. 또한 그 자체는 독성이 없다고 하더라도 자외선을 흡수하여 화학적으로 활성화되어 독성을 나타낼 가능성이 많다.

자외선 산란제의 경우는 자외선 흡수제와 달리 무기물질로 피지에 녹지 않기 때문에 피부 내부로 침투하지는 않지만 이 또한 자외선을 받으면 활성화되어 독성을 나타낼 수 있다. 특히 이산화티탄은 자외선을 받으면 활성산소를 발생시킨다. 다시 말해서 자체로는 독성이 없지만 빛을 받으면 독성이 생기는데 이와 같은 물질을 광독성 물질이라 부른다. 따라서 자외선 차단 화장품에는 필수적으로 항산화 성분이 첨가되어야 한다. 대표적인 항산화제는 비타민 E, 베타 - 카로틴, 녹차추출물 등이 있다.

4. 자외선 차단지수

1) 자외선차단지수

자외선차단지수(Sun Protection Factor, SPF)는 자외선 차단제품을 사용하였을 때 피부가 자외선으로부터 보호되는 정도 및 시간을 지수(숫자)로 나타낸 것이다. 차단지수가 높을수록 자외선에 대한 차단능력이 높다는 뜻으로, 화장품 제조회사나 개인의 피부 보호능력에 따라 차이가 있다.

자외선차단지수 SPF는 자외선 차단제품을 사용했을 때와 사용하지 않았을 때의 최소홍반량(Minimal Erythema Dose, MED)의 비율을 말한다.

$$SPF = \frac{\text{자외선 차단제품을 사용하였을 때의 홍반유발 최소자외선 에너지량(MED)}}{\text{자외선 차단제품을 사용하지 않았을 때의 홍반유발 최소자외선 에너지량(MED)}}$$

MED는 홍반을 일으키게 되는 자외선의 최소량을 나타내며, MED는 태양의 고도와 피부의 민감도, 피부 노출시간에 따라 달라진다.

그러나 일반적으로 SPF 1의 제품을 바를 경우는 약 10분가량 자외선이 차단되는 것을 의미한다. 예를 들면 SPF가 15일 경우에 10분×15 = 150, 즉 2시간 30분 정도 보호된다고 생각하면 된다.

2) UV - A 차단지수(PA)

UV - A 차단지수는 PA(Protection grade of UV - A)로 표시하는데, 이는 자외선 차단제품을 사용했을 때와 사용하지 않았을 때의 최소 흑화량(Minimal PersistentPigmentation Darkening Dose, MPPD)의 비율을 말한다.

최소흑화량은 UV - A 조사 후 색소 침착이 2~4시간 지속되는데 필요한 자외선의 최소량을 나타낸다. PA는 범위에 따라 UVA +, UVA + +, UVA + + +, UVA++++, 4등급으로 표기하며 +가 많을수록 방어능력이 우수함을 나타낸다.

자외선차단지수를 측정하는 방법은 국가마다 각기 다르며, 측정 결과도 다르다. SPF는 1950년 이후 처음으로 유럽에서 사용한 이래 현재 FDA에 규정되어 있는 가장 일반적인 방법이다.

표 6-2. 등급 분류

자외선A 차단지수(FFA)	자외선A 차단등급(PA)	자외선A 차단효과
2 이상~4 미만	PA+	낮음
4 이상~8 미만	PA++	보통
8 이상~16 미만	PA+++	높음
16 이상	PA++++	매우 높음

5. 광선을 이용한 기기

1) 자외선을 이용한 기기

자외선은 비타민 D를 합성하여 구루병을 예방하며, 병에 대한 저항력을 강화시켜 주고, 식욕 및 수면의 질 향상 등 전신적 강장효과를 갖는다. 소독, 살균력이 있어 여드름 치유에도 영향을 미치며 멜라닌 생성을 촉진시켜 색소의 형성에도 관여한다. 이러한 자외선을 생리적으로 이롭게 활용하기 위해 원하는 파장이 자외선을 인공적으로 방출하도록 만든 광선기기들이 있다.

주로 자외선등(lamp)은 수은등, 형광등을 이용하며, 피부관리실에 사용되는 기기로는 소독기, 우드램프(wood lamp), 선탠(suntan) 기기가 있다.

소독기는 짧은 파장인 UVC의 살균력을 이용하여 기구를 소독하는 기기이며 우드램프

(wood lamp)는 장파장인 UVA를 이용한 것으로 피부상태를 색상으로 구별하는 피부분석기이다.

선탠기는 주로 UVA를 방출함으로써 피부태닝(tanning)을 위해 피부관리실에서 많이 사용한다. 그러나 피부태닝 시 광노화를 일으킬 수 있으므로 사용 전 태닝용 크림이나 오일을 바르는 등 세심한 주의가 필요하다.

병원에서는 자외선등(lamp)을 이용하여 여드름, 건선, 백납 등의 피부병을 치료한다.

(1) 자외선 조사 시 유의사항

① 자외선을 피부에 조사할 때 침투가 용이하도록 조사 전에 피부를 완전히 세정하는 것이 좋다.

② 자외선등(lamp)의 조사기간은 피부 유형에 따라 다르나(대체로 3분 이상 사용금함), 처음에는 짧은 노출로 시작하여 차츰 시간을 늘려 나가는 것이 좋다.

③ 너무 가까운 거리(고객으로부터 1m 이상 거리 확보를 한다)에서 조사하거나 오랫동안 광선에 노출시키면 물집 등 화상을 발생시키며 세포를 파괴시켜 피부에 심각한 피해를 줄 수 있으므로 유의한다.

④ 눈에 조사되지 않도록 주의하며 얼굴에 조사할 경우에는 아이패드나 보안경을 착용한다.

2) 적외선을 이용한 기기

적외선은 피부 표면에 별다른 자극을 주지 않는 고열의 형태로서 피부조직 깊숙이 이로운 영향을 주는 광선이다. 적외선은 복사 시에 적외선의 파장이 물질을 구성하는 분자(피부조직)에 흡수가 잘되어 분자가 격렬하게 운동을 하는데, 이 분자 운동이 곧 열작용으로 열선이라고 부른다. 적외선을 이용한 피부미용기기로는 적외선등(lamp), 원적외선, 마사지기기, 원적외선 사우나, 원적외선 비만기기 등이 있다.

(1) 적외선 복사 시 효과

① 체온을 변화시키며, 혈관을 팽창시켜 혈액순환을 촉진시킨다.

② 신진대사를 촉진하고 피부세포 내의 화학적 변화를 증가시킨다.

③ 피부에 땀과 피지의 분비를 증가시킨다.

④ 근육의 신경을 이완시켜 류머티즘, 요통에 효과적이다.

⑤ 열에 의해 제품의 영양성분이 피부 깊숙이 침투하도록 돕는다.

⑥ 식균작용에 영향을 미쳐 염증부위의 배농을 촉진시킨다.

⑦ 면역체계에도 영향을 주어 질병에 대한 저항력을 높여준다.

(2) 적외선등(lamp) 사용 시 유의사항

① 조사 중에는 적외선등과 인체에 적정한 간격(고객으로부터 약 80cm 이상)을 두도록 한다.

② 조사시간은 20분을 넘기지 않도록 한다.

③ 얼굴에 조사 할 때는 아이패드를 두껍게 하여 눈을 보호한다.

④ 적외선등(lamp)의 조사부위가 마르지 않도록 한다.

⑤ 램프의 파열로 인해 발생하는 유리조각이 위험할 수 있으므로 유의한다.

⑥ 열에 반응을 보일 반지나 시계 등을 제거한다.

3) 가시광선을 이용한 기기

색상필터를 이용하여 390~650nm의 가시광선 파장에 해당하는 인공광선을 방출시키는 기기이다. 색상테라피를 인체에 적용시키기 위해 개발된 광선기기로 흔히 컬러테라피기라 한다. 피부미용분야에서는 여드름, 상처, 홍반, 습진, 탄력부족피부, 셀룰라이트 등의 피부증상에 맞게 적합한 색상의 광선을 적용시켜 피부 및 체형개선 효과를 증진시키는 데 목적이 있다.

그림 6-4. 적외선 조사기와 가시광선 조사기

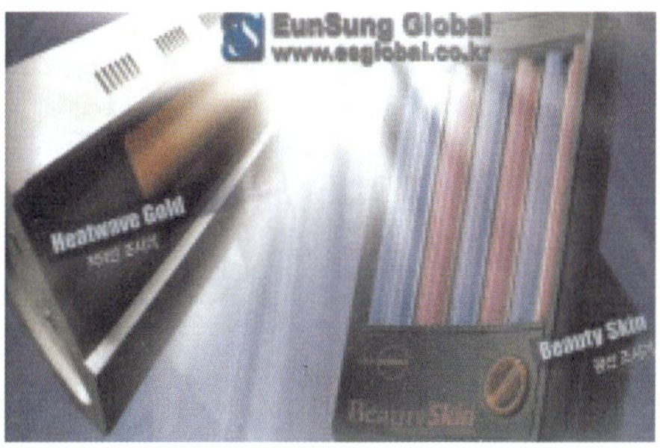

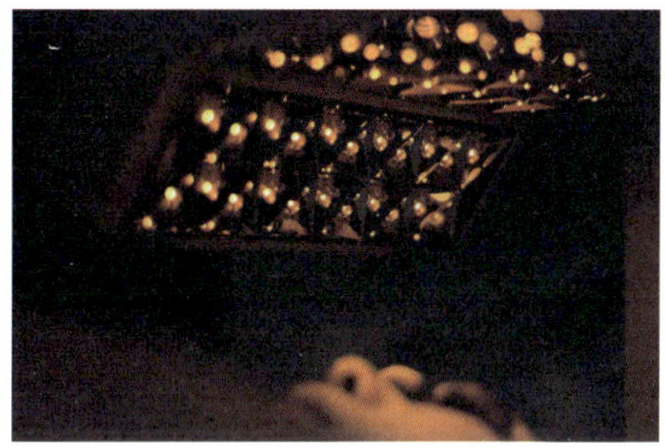

Chapter 7

DERMATOLOGY

피부장애와 질환

인체의 내적 또는 외적 원인에 의하여 유발된 일반적인 피부병변의 모습을 발진이라고 한다. 발진 중 피부질환의 초기병변을 원발진이라 하고 이들이 계속적으로 진행하거나 회복과정 또는 외상 등의 외적 요인에 의해 변화된 병변을 속발진이라 한다.

1. 피부장애

인체의 내적 또는 외적원인에 의하여 유발된 일반적인 피부병변의 모습을 발진이라고 한다. 발진 중 피부질환의 초기병변을 원발진이라 하고 이들이 계속적으로 진행하거나 회복과정 또는 외상 등의 외적 요인에 의해 변화된 병변을 속발진이라 한다.

1) 원발진(primary lesions, 피부의 1차적 장애)

(1) 반점(macule)

피부 표면이 융기하거나 함몰하지 않고 색조의 변화가 있는 것으로 대개 원형이거나 타원형이고 경계가 명확하거나 주변으로 길수록 색이 차차 흐려진다. 가끔 융기하는 반점도 있는데 이를 부종성 반점이라고 한다. 크기는 작은 것부터 큰 것까지 다양하며 주근깨, 기미, 자반, 노화반점, 오타모반, 백반, 몽고반점 등이 이에 속한다.

(2) 홍반(erythema)

모세혈관이 염증성 충혈에 의해 편평하거나 둥글게 솟아오른 붉은 얼룩으로, 시간의 경과에 따라 그 크기가 변화한다. 국부적으로 혈관이 막히는 상태로 인하여 생겨날 수 있으며 손가락이나 주걱으로 가볍게 누르면 붉은색이 사라지지만 다시 생겨나는 것이 충혈에 의하여 야기된 모든 피부 반점의 특색이다.

손가락이나 주걱으로 눌러도 붉은 색이 사라지지 않고 그대로 남아 있으면 그것은 충혈이 아니라 출혈현상이다.

(3) 구진(papules)

피부 표면에서 약간 융기되어 있고 단단하다. 손가락으로 만지면 돌출된 것을 느낄 수 있으며 1cm보다 작다. 가끔 심한 소양증이 있고 크기나 형태가 변하는데 알레르기 증상, 두드러기, 기계적 자극에 의해 야기되며 여드름 초기증상으로도 나타난다. 표피에 형성되므로 흔적없이 치유된다.

① 표피성 구진

표피가 두꺼워서 돌출된 것이다. 이러한 타입의 구진은 주로 편평한 사마귀 형태를 띤다.

② 진피성 구진

주된 변화가 진피층에서 생긴다.

a. 두드러기의 경우처럼 장액의 진피 내 삼출로 인하여 생기는 경우(부종)

b. 무정형의 물질이 진피에 침착되어 생기는 경우(황색종)

(4) 소수포(vesicle)

수포는 돌출되어 있으며 직경 1cm 미만으로 표피 내부에 자리 잡고 있고, 작고 반투명하며 맑은 액체(혈청, 림프액)를 포함하고 있어서 누를 경우 터져 나오는 병변이다.

주요원인으로는 습진, 일부 바이러스성 피부질환(수두, 대상포진, 포닌) 등이 있다.

특히 소수포는 항상 충혈상태에서 발전하고 염증화 과정의 하나로 대부분 수명이 짧으며 내용물은 인체로 흡수되거나 의식적·무의식적으로 파괴되거나 괴사된다.

(5) 대수포

커다란 수포로, 돌출되어 있으며 직경 1cm 이상으로 맑은 액체를 포함하고 있다.

대수포는 주로 외부요인에 의한 대수포(화상, 발의물집)로 흔히 나타난다. 그런 경우가 아니라면 대수포가 터지는 것(천포창, 포르피린증)은 위험하며 대수포가 표피하에 깊이 존재하면 궤양과 반흔을 남길 수 있다.

(6) 농포(pustule)

화농이 동반된 융기성의 수포성병변으로 농포의 수명은 대부분 짧다. 흔히 터지지 않은 채로 말라 없어지기도 하지만 대개의 경우 외부에서 절개하여 내용물이 나오면 가피가 형성되고 상처와 흔적 없이 치유된다. 농포가 장기화되고 화농현상이 피부 진피조직까지 침투되면 농양이 형성되어 완치 후에도 흔적이 남게 된다.

(7) 팽진(wheals)

크기가 다양하고 편평한 융기로 부풀어 오르며 일시적으로 존재하다가 사라지는 부종성 발진으로 담마진이 기본적인 발진이다. 두드러기, 모기 등의 곤충에 물렸을 때, 주사 맞은 후 등에도 발생할 수 있으며 가려움을 동반한다. 색은 표피의 혈관상태에 따라 정상에서 적색, 청적색이며 창백해 보이는 것도 있다.

(8) 결절(nodules)

1~2cm 정도의 크기로 구진과 같은 형태이나 더 크고 단단하게 만져지는 원형 또는 타원형의 돌기이다. 구진과 종양 사이의 중간 형태로 피부심부(진피, 피하지방)에까지 위치한다.

(9) 낭종(cysts)

액체나 반고형 물질로 인해 표면이 융기되어 있으며 표피, 진피, 피하지방층까지 침범하며 심한 통증을 유발한다. 중증의 여드름일 경우 나타날 수 있다.

그림 7-1. 원발진의 종류

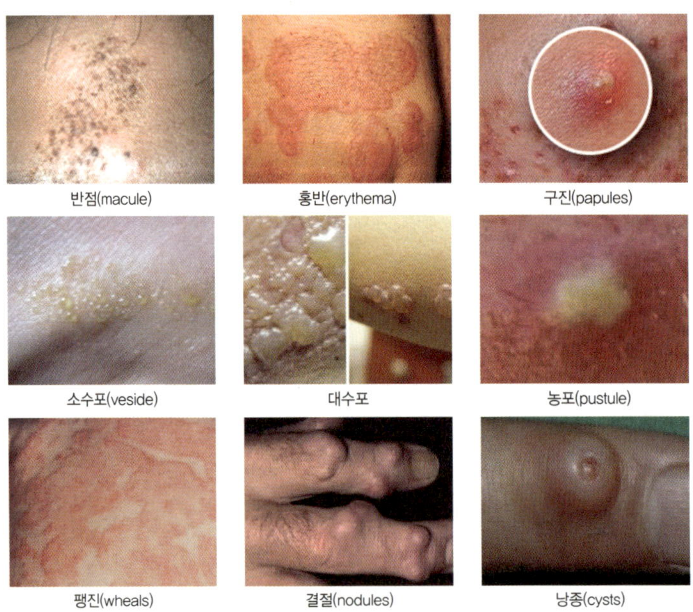

2) 속발진(secondary lesions, 피부의 2차적 장애)

질병이나 부상 및 1차적 피부의 장애인 원발진에 의하여 생기는 피부의 변화로서 회복, 외상, 그 밖의 외적 요인에 의해 변화된 병변을 속발진이라 한다.

그림 7-2. 가피

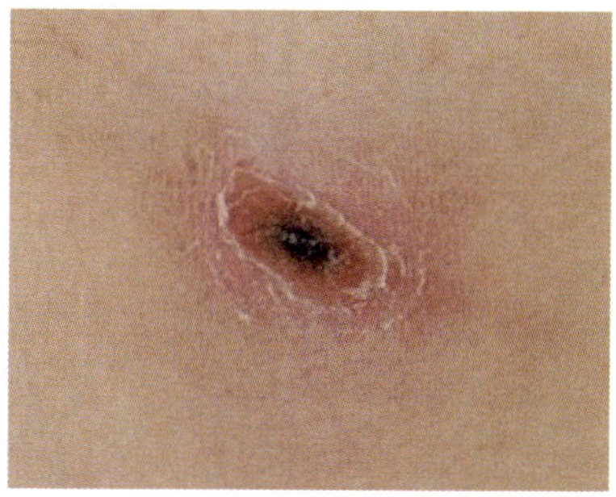

(1) 가피(crust)

염증이나 액체(진물, 혈청, 혈액)가 피부 표면에서 건조된 덩어리로서 보통 세균과 표피 부스러기가 섞여 있다. 분비물의 구성이나 양에 따라 크기, 모양, 색이 다른데 화상에 의한 것은 딱딱하고 두꺼운 가피가 형성된다. 표피의 부상에 의한 결과이다.

(2) 미란(erosion)

수포가 터진 후 표피만 파괴되어 떨어져 나간 피부손실 상태로 흉터 없이 치유된다. 표면은 습윤한 선홍색을 띠며 출혈이 없다.

(3) 인설(scale)

가볍게 긁으면 쉽게 떨어지는 하얀 얇은 껍질인 인설은 정상적 각화과정의 이상으로 인한 각질층의 국소적인 증가가 원인이다. 정상적 각화현상은 미세한 각질이 눈에 보이지 않게 벗어지나, 인설의 경우 눈에 보이게 각질세포가 가루 모양으로 떨어져 나가거나 각질세포가 서로 엉겨 붙어 비듬 모양의 덩어리로 떨어져 나간다.

그림 7-3. 켈로이드, 태선화

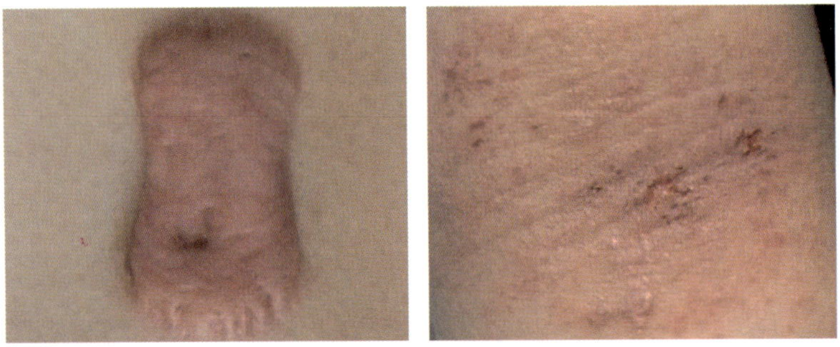

(4) 켈로이드(Keloids)

상처가 치유되면서 진피의 교원질이 과다 생성되어 흉터가 굵고 크게 표면 위로 융기한 흔적이다.

(5) 태선화(lichenification)

만성자극으로 인하여 표피 전체와 진피의 일부가 건조하고 가죽처럼 두꺼워지는 상태를 말한다. 피부에 윤기가 사라지고 유연감이 없이 딱딱해지며 피부 주름이 뚜렷해지며 만성 소양성 질환에서 흔히 볼 수 있다.

(6) 찰상(excoriations)

기계적인 외상과 손톱으로 긁는 등 지속적인 마찰로 생긴다. 표피의 유극층의 성분이 긁힌 것으로서 간혹 세균에 감염이 되면 농포를 형성하기도 하는데 대부분 흉터 없이 치유된다.

(7) 균열(fissure, 상흔)

표피나 진피가 질병이나 부상으로 인하여 선상으로 갈라진 것이다. 손상된 피부가 정상적으로 회복되지 못하고 결합조직으로 대체되어 흉터로 존재하거나 갈라진 상태(입술 가장자리에 생기는 구순염, 무좀)로 있는 것이다.

(8) 궤양(ulcers)

염증성 괴사에 의해 표피와 진피에 결손이 온 것으로 둥글거나 불규칙적으로 형성되며 색을 남긴 채 치유되는데 완치된 후에는 반흔이 된다.

(9) 위축(atrophy)

진피의 퇴행성 변화에 의해 피부가 얇게 된 상태이다. 근본적으로 피부의 기능저하에 의해 일어나는 모든 피부증상을 생리적 위축이라 하며 일반적으로 이러한 피부는 노화 피부를 형성한다. 피부가 탄력을 잃어 주름이 생기고 표피가 비정상적으로 얇아졌거나 진피의 콜라겐이나 엘라스틴이 감소되었을 때 정맥이 표면에서 볼 수 있게 비춰진다.

(10) 과각화증(hyperkeratosis)

각질증식을 말하며 피부의 각질층이 비대해(두꺼워)지는 증상을 말한다.

(11) 반흔(scars)

피부손상이나 질병에 의해 진피와 심부에 생긴 조직결손이 새로운 결체조직으로 대치된 상태이며, 정상치유과정의 하나이다. 반흔은 얇고 위축된 위축성 반흔이 있으며 광택 또는 모세혈관 확장이 있을 수 있다. 화상 후 반흔은 얇고 함몰되거나 위축되며, 켈로이드 경향이 있는 비대한 섬유상 병변이 섞여서 나타난다.

2.
피부질환

인체의 내적, 또는 외적인 원인에 의하여 피부조직에 구조적인 변화가 일어나 이상증세를 보이는 것을 피부질환이라 한다.

1) 여드름(acne)

여드름은 피지선의 만성질환으로 피지 분비가 많은 부위인 얼굴, 목, 가슴과 등에 주로 발생하는 비염증성 또는 염증성피부 질환이다.

다양한 원인에 의하여 피지 분비가 많아지고 떨어져 나가지 못한 각질이 모공 입구에 쌓이면 피지가 제대로 배출되지 않아 발생한다. 또한 세균이 증식하면 염증성으로 진행될 수 있으며 여러 형태의 피부병변이 나타난다.

2) 색소질환

멜라닌이 피부 내에 증가되거나 결핍되면 피부색에 변화가 생긴다. 그 요인으로는 유전, 자외선, 내분비 장애, 내장 장애, 정신적 스트레스, 물리적 및 화학적 요인, 피부발진 및 염증 등이 있다.

색소질환에는 과색소침착으로 인한 기미, 주근깨, 노인성 반점(흑자) 등이 있고, 저색소침착으로 인한 백반증, 백피증, 릴 안면흑피증, 베를로크 피부염이 있다.

3) 물리적 피부질환

(1) 기계적 손상에 의한 질환

① 굳은살(callus)

자극이나 압력에 의하여 발생되는 국소적인 과각화증으로 통증이 없고 압박을 제거하면 저절로 없어진다. 티눈과는 달리 좀 더 넓게 발생하고 통증은 거의 없으나 가끔 누르면 아플 수도 있으며, 신경이나 혈관이 없어 출혈이 발생하지 않는다.

② 티눈(corn)

각질층의 증식 현상으로 굳은살과는 달리 각화가 심한 중심핵을 가지고 있으며, 중심핵이 피부 밑의 신경을 눌러 각화된 피부 표면이 미세하게 갈라지면서 찌르는 듯한 통증을 동반하게 된다. 사마귀와는 구별해야 하며 사마귀는 조직 내에 혈관이 있어 자르면 피가 난다.

③ 욕창(decubitus ulcer)

움직이지 못하는 환자의 경우 지속적인 압력을 받는 부위의 피부, 피하지방, 근육의 허혈로 인하여 발생하는 궤양이다. 자주 몸의 위치를 바꾸어 주고, 피부가 건조하지 않도록 하며, 세균이 감염되지 않도록 한다.

(2) 열에 의한 피부질환

① 화상(burn)

화상은 열, 전기 방사능, 화학물질 등 여러 가지 요인에 의해 일어나는 상처로 세포의 단백질을 변화시켜 세포를 파괴한다.

- 1도 화상 : 주로 표피층에만 손상을 입은 홍반성 화상이다.
- 2도 화상 : 1도보다 증상이 더 심하고 홍반, 부종, 통증과 함께 수포가 나타난다. 표피층과 진피층 일부를 포함한 수포성화상으로 2차적 세균감염만 없다면 반흔 없이 2~3주 경과 후에는 치유된다.
- 3도 화상 : 표피층과 진피층, 피하조직 일부까지 손상받은 괴사성 화상이다. 피부가 하얗게 익거나 타버린 검은색으로 변하며, 통증이 없는 듯 무감각해져 핀으로 찔러도 동통을 느끼지 못한다.
- 4도 화상 : 최근에 사용된 용어로 피부의 전 층과 함께 피하의 근육 및 힘줄, 신경, 골조직까지 손상받은 상태로 피부이식을 필요로 한다.

② 한진(miliaria)

땀이 피부의 표피 밖으로 배출되지 못하고 표피 안쪽에 축적되어 일어나는 피부질환이다.

③ 홍반(erythema)

약물이나, 자외선 및 방사선에 장기간 노출된 피부 혹은 직접적인 피부조직의 손상 등에 의해 진피 내에 있는 작은 혈관 및 유두하 혈관총의 확장으로 인하여 피부가 발적 및 충혈을 일으키는 것이다.

(3) 한랭에 의한 피부질환

① 동상

빙점 이하의 기온에 1시간 이상 노출되어 조직이 동결되는 한랭 손상으로 혈액공급이 안 되거나 감소되어 버린다. 장시간 노출되면 조직에 괴저가 생긴다.

② 동창

한랭에 의한 비정상적인 국소적 반응으로 조직의 동결 없이 생기는 가벼운 동상으로 피부는 혈관 수축이 일어나고 영양공급의 저하로 거칠어지며, 적자색의 부종과 가려움증이 나타난다.

4) 습진

(1) 접촉성 피부염(contact dermatitis)

외부물질 접촉에 의해 발생하는 피부염으로, 발병기전에 따라 일차 자극성 피부염과 알레르기성 피부염으로 분류된다.

① 일차자극성 피부염

강산, 강알칼리, 물, 주방세제, 공장의 절삭유(cutting oil) 등에 의하여 발생한다.(주부습진 및 유아습진-기저귀에 의해 발생)

② 알레르기 접촉피부염

식물(옻나무, 은행나무), 고무제품, 염색약, 금속, 연고나 화장품의 기제에 의하여 발생된다. 자극성 물질에 의해 누구나 걸릴 수 있는 접촉성피부염과 달리 특정 항원에만 반응하는 것이 알레르기 접촉피부염이다.

(2) 접촉 두드러기 증후군

① 아토피성 피부염(태열습진, atopic dermatitis)

아토피는 만성습진의 일종으로 천식이나 건초열, 알레르기성 비염과 동반되며, 계절적으로 피부가 건조하기 쉬운 가을이나 겨울에 발생빈도가 높다. 이 질환은 유아습진에서부터 소년기, 사춘기, 성인에 나타나는 전형적인 태선화 피부염에까지 이르는 질환으로 발병기전이 아직 명확하지 않다.

a. 특징

- 항상 트러블이 있는 상태는 아니며, 작은 자극에도 민감한 반응을 보인다.
- 피부가 건조해지면서 가려움증이 동반된다. 가려움증이 심하고 오래되면 피부가 두꺼워지고 갈라지는 등의 피부변화가 나타난다.
- 홍반과 함께 가려움증을 느끼고 발열, 비염, 천식, 건선, 수포, 진물이 나오는 등 다양한 증상이 나타난다.
- 아토피성 피부염이 있을 때 자꾸 긁으면 상처가 나면서 2차적인 세균감염이 일어나고 신경질적으로 긁는 습관이 생긴다.
- 습진, 종기, 사마귀 등이 생기기도 하지만 성장하면서 피부가 깨끗해지는 경우도(80% 정도는 개선되고 20% 정도가 계속적인 증상을 보임) 많다.
- 피부가 건조해지는 것을 최대한 방지하기 위해서는 온도와 습도를 유지하는 것이 좋다.
- 목욕의 횟수를 줄이고 비누 사용을 줄이며 목욕 후 유분이 많은 로션이나 오일을 바른다.

② 지루성 피부염(seborrheic dermatitis)

유전, 호르몬의 영향, 영양실조 및 정신적 긴장에서 오는 피지 분비의 과다현상이 원인이 된다. 가려움증이 동반되는 기름기 있는 인설로서 주로 두피, 안면의 눈썹, 눈꺼풀, 입술, 귀와 목, 유방 하부, 배꼽, 겨드랑이와 생식기 주변에 생기는 피부질환이다.

③ 건성습진(피부건조증)

연령이 높아지면 피부의 수분과 유분이 적어져 피부가 건조하게 된다. 진피층은 수분의 양이 줄어들면서 피부의 각질이 일어나고 홍반이 생겨 피부가 트는 현상이다. 난방이 너무 잘되어 있거나 온풍기 바람을 오래 쐬면 이 질환이 발생하며 겨울철에 잘 생긴다. 가려움증이 동반된다.

5) 모발 및 모공의 질환

(1) 원형 탈모증(alopecia areata)

정신적 스트레스나 자가면역 이상, 국소 감염, 내분비 장애 등이 원인이며, 1~5cm 지름의 동그란 모양의 탈모가 발생하는 질환이다.

(2) 남성형 탈모증(male pattern areata)

20대 후반 혹은 장년 남자의 양측 전두와 두정부위에 탈모가 시작되어 점차적으로 확대되며, 측두부위와 후두부위의 모발은 빠지지 않고 남아있는 것이 보통이다. 유전, 남성호르몬, 두피의 지루성 피부염이 중요한 악화요인이다.

(3) 조모증(hirsutism)

약물로 인한 의인성 조모증, 여러 색소성 모반과 만성염증 등으로 인한 국소성 조모증, 부신과 난소 및 뇌하수체 등의 질환에 의한 내분비성 조모증이 있다. 여성의 경우 미용상 혐오감이 있는 모발은 제모제 등으로 제거한다.

(4) 모공 각화증(trichostasis spinulosa)

모공이 부분적으로 폐쇄되어 휴지기의 모발이 빠져나가지 못하고 모낭에 솜털이 뭉쳐 있는 상태이다. 코나 이마에서 주로 나타나며 어깨와 등에 나타날 때는 검은 면포처럼 보인다.

(5) 모낭염(folliculitis)

모공 개구부 가까이에 여러 가지 원인으로 염증성 반응이 생기는 질환이다.

① 표재성 모낭염

작은 농포가 모공 개구부 가까이에 발생하며 가렵고 통증이 있다. 적절한 치료를 행하면 흉터 없이 치유된다.

② 심재성 모낭염

털을 뽑거나 면도할 때 혹은 타르나 파라핀을 도포할 때 발생하며, 표피의 기저층 부위를 손상시켜 흉터가 남고 새로운 세포의 재생이 불가능하다.

6) 감염성 질환

(1) 바이러스 감염증(viral dermatosis)

① 전염성 연속증(molluscum contagiosum)

인간에게 질병을 일으키는 가장 큰 바이러스로 소아에게 흔히 발생하며, 얼굴, 몸체 간부위, 항문, 성기, 주위에 잘 생긴다. 터뜨리면 유백색 진물이 나오는데 그 속에 함유된 바이러스가 다른 부위로 퍼질 수 있으므로 치료 시 주의하여야 한다.

② 단순포진(herpes simplex)

바이러스성 질환으로 발열을 동반하며 연약한 점막성 피부인 입술이나 코 등에 급성적으로 수포가 잘 생기고 흉터 없이 치유된다. 그러나 같은 부위에 재발이 되는 경우가 많다. 이 포진은 군집되어 나타나며 일주일 정도 치료하면 없어진다.

단순포진은 I 형과 II 형이 있다. I 형은 입 주위에 수포를 형성하고, II 형은 생식기 주위에 발생한다.

③ 대상포진(herpes zoster)

바이러스성 피부질환으로 연령이 많은 노화된 피부에 발생빈도가 높다. 대상포진은 신경분포에 따라 몸의 일정부위에 지각 이상, 가려움과 피부가 타는 듯한 느낌 및 통증을 동반한다.

이 증상이 심해지면 구진성 발진이나 작은 물집이 벌겋게 모인 듯한 수포 그리고 부종의 증상으로까지 발전한다. 겉으로 보이는 것과는 달리 심한 통증으로 고생한다.

④ 수족구염(hand-foot-mouth disease)

주로 늦여름에서 가을에 10세 이하의 소아에게 발생하며 손, 발, 그리고 입에 수포와 구진의 발진이 생긴다.

⑤ 편평사마귀(flat wart)

엷은 갈색에서 짙은 갈색의 표면이 편평한 직경 1~3mm 정도의 작은 구진이 안면, 손등, 무릎, 손목 등에 발생한다. 치료는 잘 안 되는 편이고, 병소가 평생 지속될 수도 있다.

⑥ 수두(varicella)

주로 소아에게 발생하며, 피부 및 점막의 전염성 수포질환이다. 피부발진 1일부터 6일 후까지 호흡계통을 통하여 전염되며, 가피 형성 후에 흉터 없이 치유되나 이차감염으로 인해 흉터가 남을 수 있다.

⑦ 홍역(rubeola, measles)

피부에 붉은 반점상 구진이 심하게 나타나며, 상기도 호흡기계 감염, 결막염 등이 나타나는 소아성 질환이다. 홍역은 전염성이 매우 높아 96%의 전염률을 보인다.

(2) 세균성 피부질환(bacterial dermatoses, 박테리아)

① 농가진(impetigo contagiosa)

주로 유·소아에서 두피, 안면, 팔, 다리 등에 수포나 진물이 나며, 전염력이 높은 화농성연쇄상구균이 주원인균이다.

② 절종(furuncle, 종기)

모낭과 그 주변 조직에 걸쳐 깊은 괴사가 일어나 화농된 것을 말한다.

③ 봉소염(cellulitis)

초기에는 작은 부위에 홍반, 소수포로 시작되어 점차로 큰 판을 형성하고, 심부 깊이 감염되며, 림프절 증대, 전신적인 발열이 동반된다.

(3) 진균성 피부질환(dermatomycosis, 곰팡이)

무좀이라고 불리는 족부백선, 수부백선, 조갑백선, 체부백선이 이에 속하고 그 외 사타구니(서혜부) 습진, 칸디다증이 있다.

7) 그 외의 기타 피부질환

(1) 소양증(pruritus)

피부를 긁거나 문지르고 싶은 충동을 일으키는 불쾌한 감각으로서 가장 흔한 자각증상이다. 돌발적이거나 지속적일 수 있고 신체부위에 따라, 개개인마다 차이가 있다.

피부가 건조해지면 증상이 유발되거나 악화되며 특히 아토피피부염, 동계소양증, 노인성 소양증 외에 당뇨병, 내부종양과 같은 전신질환과 연관되어 나타난다.

(2) 비립종(miliums)

자연적으로 발생되는 비립종과 어떤 질환 후에 발생하는 이차성 비립종이 있다.

눈 주위에 잘 발생하며, 간혹 뺨·이마에도 발생하는 모래알 크기의 작은 황백색 낭포이다.

지방의 신진대사 저조가 원인으로 안면상반부에 위치한 기름샘의 개출구인 모공과 땀구멍에 주로 생성되며 양파처럼 층층을 이루는 단면을 지니고 있다.

피부손상 후에 2차적으로 생기므로 피부관리 시에 필링이나 후리마돌, 전동브러쉬 등을 사용할 때는 모낭 주위 염증 유발에 주의해야 한다. 표면을 작게 절개하여 면포압출기로 내용물을 빼내거나 전기소작술 또는 탄산가스레이저로 쉽게 제거가 가능하며 흉터를 남기지 않는다.

(3) 한관종(안검황색종, syringoma)

표피에서 약간 솟아오른 황색 또는 분홍색의 반투명성 에크린한관의 구진이다. 주로 사춘기 이후의 여성에게 발생하고, 눈 주위에 우선적으로 잘생기며 흉부, 이마, 목, 복부에도 발생한다. 일종의 양성종양으로 땀샘관의 개출부에 이상이 생겨 피지의 분비가 막혀서 생성되므로 물사마귀라고 부르기도 한다.

그림 7-4. 비립종, 한관종

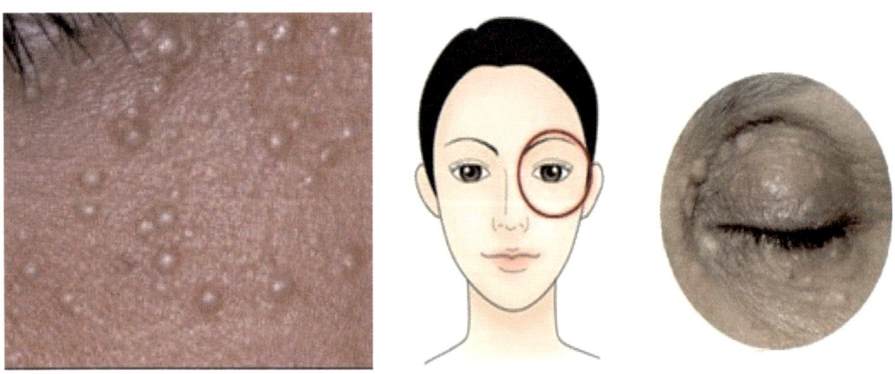

비립종, 편평사마귀 등과의 감별을 요하며 좌우대칭 또는 산재적으로 다발하는 특성이 있다. 소양증이나 통증 등의 특별한 증상이 없어 치료에 소홀하기 쉬우나 장기적으로 방치하여 두는 경우 각각의 구진이 융합하여 큰 덩어리를 이루기도 한다.

미용상의 문제로 치료를 요하며 전기분해법, 탄산가스 레이저요법, 액체질소를 이용한 냉동요법 등으로 반흔을 남기지 않고 치료할 수 있다.

(4) 섬유종

일명 쥐젖이라고도 한다. 연한 섬유종과 단단한 섬유종으로 구분된다. 연한 섬유종은 진피의 유두층에 자리 잡고 있고 색소의 침착으로 인해 피부색보다 진한 색을 띠며 주름이 있는 것도 있다. 혈관이나 신경관이 없으므로 제거가 간단하다. 단단한 섬유종은 세포가 적은 진피 내 망상층의 결합조직 안에 생기며 외관상 단단하고 매끄러울 뿐만 아니라 점차 커지기도 한다.

(5) 섬망성 혈관종

진피의 유두층에 자리 잡는 것으로서 간기능 질환에 의하여 야기되는데 아무런 이유 없이 젊은 여성에게 생기는 경우도 흔하다. 거미줄 모양으로 피부 위로 약간 돌출된 작은 빨간 점이다. 얼굴은 물론 가슴, 손 등에도 생길 수 있다.

(6) 켈로이드(해족증, Keloid)

피부의 결합조직이 병적으로 증식하여 단단해지고 표피가 얇아져서 광택을 띠며 불그스름하게 보이는 양성종양이다. 모양이 마치 게의 다리처럼 생겼다고 해서 해족증이라고도 한다.

증상으로는 상처가 생겼던 부위의 조직이 광택이 나면서 비후되어 있는 것이 특징이다. 켈로이드가 생겨난 부위를 손가락으로 세게 잡으면 통증이 느껴지고 심하게 가렵기도 하다. 비교적 바로 아래에 뼈나 연골이 있으며 피부가 긴장하고 있는 부위(앞가슴, 팔, 어깨, 얼굴 등)에서 발생하기 쉽다.

일반적으로 방사선 요법, 부신피질 호르몬의 국소 조사, 기타 내복요법이나 연고제 등의 외용요법이 활용된다.

Chapter 8

DERMATOLOGY

피부와 영양

인체가 필요로 하는 기본적인 영양소를 우리는 6대 영양소라고 명명하며, 탄수화물, 지방, 단백질, 무기질, 비타민 및 물이 속한다. 이들은 체내에 각기 필요한 에너지를 주고 신체의 조직 형성에 관여하며 신체를 건강하게 유지하는데 기여한다.

1. 피부와 영양

피부의 진정한 영양은 체내로부터 혈액에 의해서 공급되는 것으로 화장품이나 그 밖의 의약품에 의해서 보충되는 것이 아니다. 따라서 육체와 정신의 건강을 동시에 충족시키며 지속적이고 완벽한 아름다움을 유지하기 위한 필수 조건의 하나는 영양소가 고루 배합되어 있는 균형 잡힌 식단을 통하여 인체가 필요로 하는 영양분을 공급하는 것이다.

인체가 필요로 하는 기본적인 영양소를 우리는 6대 영양소라고 명명하며, 탄수화물, 지방, 단백질, 무기질, 비타민 및 물이 속한다. 이들은 체내에 각기 필요한 에너지를 주고 신체의 조직 형성에 관여하며 신체를 건강하게 유지하는데 기여한다.

2. 영양소의 종류

우리 인체의 피부는 혈관계와 림프계로부터 영양분을 공급받는다. 음식물을 통한 영양분의 공급 상태가 좋으면 피부조직이 정상적인 기능을 발휘하고, 영양분이 결핍되면 피부조직에도 이상이 발생한다. 또한 영양과다나 그릇된 음식물의 섭취 역시 피부에 상당한 영향을 끼친다. 그러므로 올바른 피부관리를 하기 위해서는 영양소 및 이를 바탕으로 한 음식물의 섭취에 대한 지식이 선행되어야 한다.

미용영양의 정의

✱ 올바른 영양소 섭취는 항촉진제 역할을 하며, 만성적 질환(당뇨, 고혈압, 고지혈증, 비만, 골다공증, 암 등…)을 예방한다.

✱ 미용영양

영양적으로 균형잡힌 식사는 피부의 기능을 개선하지만 주요한 영양소가 결핍된 식사는 혈액순환을 저하시키며, 피부를 산소가 부족한 상태로 만들어 피부상처의 치유를 지연시키고, 피부를 감염으로부터 보호하는 기능을 저하시킨다. 또한 피부결을 변화시키고 색소침착을 일으키기도 한다.
그러므로 미용영양은 건강한 피부유지와 건강한 체형을 유지·관리·개선할 수 있도록 도움을 주는 것이라고 할 수 있다.

인체가 필요로 하는 3대 영양소는 탄수화물, 지방, 단백질이며, 비타민, 무기질, 수분(물)이 포함되면 6대 영양소, 섬유소까지 포함되면 7대 영양소이다.

그림 8-1. 7대 영양소

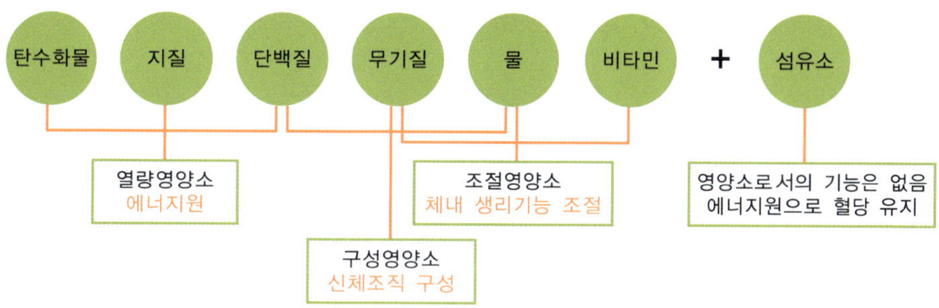

1) 탄수화물(carbohydrate, 당질)

혈당유지 및 중추신경계를 움직이는 유일한 에너지원인 탄수화물은 분자크기와 구조에 따라 아래와 같이 분류한다.

탄수화물의 분류

* 단당류: 포도당(glucose), 과당(fructose), 갈락토오스(galactose)
* 이당류: 자당(sucrose), 맥아당(maltose), 유당(lactose)
* 다당류: 전분, 글리코겐, 섬유소

① 역할

탄수화물은 신체의 중요한 에너지(1g당 4kcal) 공급원으로 장에서 포도당, 과당 및 갈락토오즈로 흡수되는데, 포도당의 필요분은 효소에 의하여 에너지와 물과 이산화탄소로 분해되어 쓰이고 과잉분은 간에서 조절하여 글리코겐의 형태로 간이나 피하조직에 사용된다. 탄수화물의 적당한 섭취율은 하루 총 섭취량 중에 60~65%가 적당하다.

② 과잉증세

혈액의 산도를 상승시켜 체질을 산성화하여 피부의 저항력이 저하되므로 세균감염이 일어난다. 또한 대사과정에서 수분과 비타민B_1, B_2의 소모가 일어나 피부를 건조하게 하거나 접촉성 피부염을 유발시킨다.

③ 결핍증세

체내에 저장되어 있는 단백질과 지질을 에너지원으로 전환하여 이용하게 되므로 단백질과 지질의 소모가 일어난다. 따라서 세포막 구성성분인 단백질과 지질의 소모는 피부조직의 손상을 일으키며 체중의 감소와 피부가 거칠어지는 현상이 일어나 영양부족 상태에 이르게 된다. 그러므로 당질의 과·부족은 피부조직에 손상이나 피부질환을 유발할 수 있어 균형 있게 섭취하여야 한다.

④ 함유식품

쌀밥, 고구마, 감자, 빵 등

2) 지방(lipid, 지질)

지질은 화학적 구조에 따라 단순지질(중성지질), 복합지질(인지질, 당지질, 지반백질), 유도지질(스테롤류)로 구분한다. 필수지방산은 리놀레산, 리놀렌산, 아라키돈산이며 옥수수유, 해바라기씨유, 대두유에 다량 함유되어 있다.

① 역할

지질은 1g당 9kcal의 농축된 에너지원으로 생활에 필수적인 에너지원이다. 신체의 체온을 조절하고 피지선의 기능을 조절함으로써 피부조직에 피지보호막을 형성, 피부의 건조를 방지하며 피부를 윤기 있고, 탄력 있게 유지하는 역할을 한다.

② 과잉증세

지질의 하루 권장 섭취량은 총 열량 섭취의 15~20%이며, 포화지방산 식이를 과잉섭취 시는 피지 분비량이 증가되어 지성피부를 형성하여 피부질환을 일으킨다. 피하조직에 지방이 과잉 축적되면 비만이 되기도 한다. 또한 지질대사를 통해 콜레스테롤이 혈관 및 조직에 침착되면 모세혈관의 노화현상이 일어나 피부조직의 탄력성이 저하된다.

③ 결핍증세

부족 시 케톤체가 혈액 내로 증가하여 케토시스를 유발한다.

피부에 미치는 영향으로는 피부에 윤기와 탄력을 저하시켜 피부를 건조하고 거칠게 하며 조기 피부노화가 올 수 있으므로 적당한 지방 섭취가 중요하다.

* 케토시스 : 체내에서 지방질 분해 시 비효율적인 대사경로를 통하여 지방질대사의 중간산물인 케톤체가 혈액 중에 증가하는 현상을 말한다.

④ 함유식품

- 식물성- 참깨유, 올리브유 등과 동물성- 돼지기름, 버터, 베이컨 등

3) 단백질

단백질을 이루는 기본 단위인 아미노산은 20종류에 이르며, 크게 필수아미노산과 비필수아미노산로 구분한다. 필수아미노산은 체내에서 합성되지 않는 9가지 아미노산으로 섭취에 의해서만 공급되는 것을 말하며 리신(lysine), 루이신(leucine), 이소루이신(isoleucine), 발린(valine), 메티오닌(methinonie), 페닐알라닌(phenylalanine), 트레오닌(threonine), 트립토판(tryptophane)이 있으며 아동의 경우 히스티딘도 포함시킨다.

① 역할

단백질은 생명유지에 필요한 필수적인 영양소로 효소, 호르몬, 항체 등의 주요 생체

기능 수행 및 근육 등의 체조직을 구성한다. 또한 새로운 세포의 형성이나 교체 또는 보수작용을 위해 필수적이다.

혈당을 조절하는 인슐린, 글루카곤 등 많은 호르몬들이 단백질로 이루어졌다. 특히 체내 생리작용 조절 등 신체에 매우 중요한 물질로 피부조직의 재생작용에 크게 관여하는 역할을 한다.

② 과잉증세

색소 침착의 원인이 되기도 하여 기미, 주근깨, 흑자(점) 등이 쉽게 발생한다. 따라서 건강하고 탄력 있는 피부 및 모발을 위해서는 필수 아미노산이 다량 함유된 식물성 단백질을 적당량 섭취하는 것이 중요하다.

③ 결핍증세

탄수화물을 충분하게 섭취 못한 경우, 아미노산을 전구체로 하여 간이나 신장에서 당신생 과정을 통해 포도당을 합성하여 열량원으로 사용한다.

진피세포의 노화가 촉진되어 피부가 거칠어지며 잔주름이 형성되고 피부가 탄력성을 상실하게 된다. 또한 피부면역력의 저하로 피부 표면에 미생물과 박테리아 번식이 잘되어 여드름을 비롯한 피부문제가 쉽게 발생한다.

④ 함유식품

달걀, 우유, 생선, 버터, 소, 돼지고기, 두부, 된장 등

4) 비타민

비타민은 소량으로 생명에 영향을 미치는 중요성분이다. 비타민은 체내의 생리작용을 조절하고 피부의 산화 방지 및 피부의 각질화 작용을 촉진하며, 진피의 콜라겐 합성을 촉진하는 등 피부미용에 매우 중요한 역할을 한다.

비타민은 크게 물에 용해되며 체내에 저장되지 않는 수용성비타민(비타민 A, D,E, F, K, U)과 에테르나 벤젠과 같은 유기용매에서 용해되며 장기간 과다섭취 시 체내에 축적되어 부정적인 역할을 하는 것으로 알려진 비타민 A, D, E, K 등의 지용성비타민으로 분류한다.

표 8-2. 비타민의 작용

지용성 비타민	수용성 비타민
기름과 유기용매에 용해된다.	물에 용해된다.
체내 축적이 용이하며 간, 지방조직에 저장된다.	일정량을 흡수하고 남은 여분은 체외로 배출된다.
결핍증세가 서서히 나타난다.	결핍증세가 빨리 나타난다.
필요량을 매일 공급할 필요가 없다.	필요량을 매일 공급해야 한다.
전구체가 존재한다.	전구체가 없다.

(1) 지용성 비타민

① 비타민 A(항질병 비타민)

a. 역할

발육을 촉진하고 상피세포(피부, 점막)의 분화 촉진 작용을 한다. 건성피부인 경우 피부의 각질화 과정을 정상화시켜 피부의 재생을 돕고 노화방지에도 큰 효과를 준다.

또한 한선과 피지선의 기능조절로 윤활유 역할을 하고, 세포의 저항력을 증진시켜 화농성 여드름을 방지한다.

b. 결핍증세

야맹증, 피부 건조, 피부 염증 발생, 각화 이상

c. 과잉증세

탈모를 유발시킨다.

d. 함유식품

동물의 간이나 어유, 난황, 치즈, 당근, 호박, 귤, 감 등

② 비타민 D(항구루병 비타민)

a. 역할

칼슘이나 인의 대사에 관여, 뼈와 치아 구성, 피부병인 습진과 피부각화증의 관리 시에 뛰어난 효능을 갖고 있다.

b. 결핍증세

표피가 두껍고 거칠어져 피부미용에 부정적인 결과를 미친다. 구루병(곱사병), 골연화증(성인), 골다공증(폐경기 이후) 유발

c. 함유식품

효모, 버섯, 어간유, 버터, 난황, 우유 등

③ 비타민 E(항산화성 비타민)

a. 역할

토코페롤(tocopherols)이라고도 한다. 피부의 상처를 치유하고 세포의 에너지를 증강시키는 항산화제로서 피부노화 방지나 세포재생을 돕는 역할을 한다.

b. 결핍증세

피부노화, 성기능 장애, 불임, 유산 등

c. 함유식품

곡물의 배아, 버터, 난황, 푸른잎 채소, 아스파라거스, 간 등

④ 비타민 K(응혈성 비타민)

a. 역할

혈액의 응고에 관여하며 비타민 P와 함께 모세혈관벽을 튼튼하게 해 주고 피부염과 습진에 효과적이다.

b. 결핍증세

조직 내의 출혈, 모세혈관벽 약화, 상처 시 혈액응고 지연 등

c. 함유식품

간, 녹색채소, 브로콜리, 콩류 등

(2) 수용성 비타민

① 비타민 C(항산화성, 피부미용 비타민)

a. 역할

피부와 관계가 깊은 비타민으로 멜라닌 색소의 증상을 억제하고 광선에 대한 저항력을 증가시킨다. 또한 모세혈관벽을 튼튼하게 하고 진피의 결체조직을 강화시킨다.

기미, 주근깨 등 색소 침착 방지, 철분 흡수 촉진 및 엽산의 체내 이용을 도와 빈혈을 예방한다.

b. 결핍증세

괴혈병, 빈혈 등

c. 함유식품

신선한 야채와 과일

② 비타민 B_1(항신경성 비타민)

a. 역할

여러 효소들의 보조 효소로 당질대사를 촉진한다. 또한 신경을 정상적으로 유지시키는 역할을 하며 민감성피부에 면역성을 길러준다.

b. 결핍증세

각기병, 부종, 복부팽창, 복통, 구토, 식욕 감퇴, 변비 등

c. 함유식품

곡물의 배아, 녹황색채소, 우유, 난황, 돼지고기

③ 비타민 B_2(Riboflavin, 항피부염성 비타민)

a. 역할

눈, 피부, 입안의 점막 발육을 도와주고, 정상화시켜 준다. 성장, 발육 촉진에 관여하여 성장촉진 비타민으로 부른다. 또한 피부 내에 쉽게 흡수되어 모세혈관의 혈액순환을 촉진시키고 모세혈관성 피부, 알레르기성 피부, 광예민성 피부, 지루, 여드름피부 등에 진정효과를 가져온다.

b. 결핍증세

구각염, 각막염 등

c. 함유식품

쇠간, 정어리 치즈, 아몬드 등

④ 비타민 B_6

a. 역할

단백질과 아미노산 대사에 절대적으로 필요한 보조효소이다. 피부염증을 방지하며 피지의 과다 분비를 억제하는 비타민으로 모든 피부의 이상증세에 대처하는 효능을 가지고 있다.

b. 결핍증세

피부의 이상증세, 지루성피부, 피지 분비 과다, 근육통, 부종 등

c, 함유식품

간, 콩, 육류, 난황 등

⑤ 비타민 B_{12}(항악성빈혈 비타민)

a. 역할

헤모글로빈 생성 시 중요한 비타민으로 피부의 새 세포 형성에 관여하며 여드름성 피부, 위축된 피부와 모세혈관확장피부에 진정효과가 있다.

b. 결핍증세

성장 장애, 악성빈혈, 지루성피부병 등

c. 함유식품

간, 내장기관, 어패류, 쇠고기, 달걀, 우유, 조개, 김 등.

⑥ 비타민 P(투과성 비타민)

a. 역할

세포조직을 강화시켜 알레르기 치료 및 부종방지의 효과를 보인다.
모세혈관의 과다한 투과성을 정상화하고 모세혈관의 출혈을 방지하는 역할을 한다.

b. 결핍증세

모세혈관 손상, 만성부종 등

c. 함유식품

감귤, 고추, 들장미 열매 등

⑦ 비타민 K

a. 역할

혈액의 응고에 관여하며, 비타민 P와 함께 모세혈관벽을 튼튼하게 한다.

b. 결핍증세

혈액응고 감소, 피부염, 습진 등

c. 함유식품

양배추, 시금치, 간, 토마토, 배추 등

5) 무기질(mineral, 미네랄)

무기질은 생체 내에서 에너지원은 되지 않으나 신진대사의 기능이 원활하게 이루어지도록 도와주는 조절영양소이며, 미량으로 존재하므로 체내 요구량은 적지만 결핍될 경우 질병이 발생할 수 있는 중요한 영양소이다.

무기질에는 약 20여 종이 있으며 크게 다량무기질과 미량무기질로 구분된다.

(1) 다량무기질

① 칼슘(Ca)

골격과 치아의 주성분이며 신경활동과 밀접하게 연관되어 있어 흥분을 가라앉혀 준다.

칼슘 부족 시에는 골격형성과 치아의 건강이 나빠지며 혈액응고 현상이 나타나고 근육과 신경에도 영향을 미쳐 잦은 신경질과 신경과민을 야기시킨다.

함유식품으로는 우유 및 유제품, 뼈째 먹는 생선, 해조류, 굴 등이 있다.

② 인(P)

인의 80%가 칼슘과 연결되어 인산칼륨의 형태로 골격과 치아를 형성하며 체액의 pH를 조절하는데 중요한 역할을 한다. 또한 탄수화물과 지방대사에 관여한다.

함유식품으로는 우유, 콩류, 치즈, 난황 등이 있다.

③ 마그네슘

칼슘과 같이 골격의 성분으로 체내에 존재하는 마그네슘의 70%는 골격과 치아의 구성성분으로 탄산염과 인산염으로 구성되어 있다. 나머지는 혈액이나 연조직의 양이온 상태로 존재한다. 일반 식품에 다량 함유되어 있으므로 부족이나 결핍은 거의 문제가 되지 않으나 결핍 시에는 신경이나 근육에 심한 경련이 일어난다.

함유식품에는 대두, 코코아, 견과류 등이 있다.

④ 나트륨(Na)

인체의 60~70%를 차지하는 체액은 전해질로 세포외액에서는 나트륨과 세포내액에서는 칼슘이 세포의 물질대사 기능에 중요한 역할을 한다. 또한 신경세포의 전달작용과 근육의 수축작용을 원활하게 한다. 결핍 시는 식욕감퇴, 무력감, 두통, 피로감, 정신불안, 근육경련이 일어나며, 과잉 섭취 시에는 고혈압, 신장병, 심장질환 등의 질병에 부정적인 영향을 미치므로 식염 섭취의 조절이 필요하다.

⑤ 칼륨(k)

칼슘, 인 다음으로 체내에 많이 존재하는 무기질로 나트륨의 2배 정도 되며, 체액의 산, 알칼리 평형을 유지하게 하고 세포 내외 삼투압 조절을 한다. 소금의 과잉 섭취로 인하여 발생하는 혈압을 방지한다.

결핍 시는 구토, 설사, 식욕부진, 발육부진, 심장기능 쇠약 등의 증상이 나타난다.

함유식품으로는 푸른 채소, 단호박, 오렌지, 바나나, 감, 콩류, 우유, 전곡류 등이 있다.

⑥ 유황(s)

유황도 피부미용에 있어서는 중요한 물질로 일상 식품 속에서 충분히 섭취해야 한다. 인체 내의 모든 세포에 존재하며 인체조직 중 케라틴이라는 단백질의 합성에 관여한다. 특히 케라틴은 머리카락, 손톱, 모발, 피부를 구성하는 단백질이다.

황이 풍부한 식품으로는 육류, 우유, 달걀, 두유 등이 있다.

(2) 미량무기질

① 철Fe)

체내의 모든 세포에 존재하며 약 60%가 혈액에 함유되어 있다.

체내에서는 적혈구의 헤모글로빈을 형성하는 구성 성분으로 폐로 들어온 산소를 각 조직의 세포로 운반하고, 세포 사이에서 생성되는 이산화탄소를 폐로 운반하여 방출한다.

철분의 급원으로 가장 좋은 식품은 육류나 어패류를 들 수 있으며 콩류, 녹색채소, 곡류에도 함유되어 있다.

② 아연(Zn)

아연은 체내에 미량 존재하지만 생체 내 200여 종 이상되는 효소의 구조적 성분으로 DNA나 RNA와 같은 핵산의 합성에 관여하고 단백질의 대사와 합성을 조절한다. 따라서 상처회복의 필수인자이며, 정상적인 성장이나 면역작용에 관여하는 필수적인 원소이다. 이러한 아연은 주로 피부, 골격, 손톱, 모발 등에 많이 분포되어 있다.

과잉 섭취 시는 빈혈증세가 나타날 수 있으며, 주된 급원은 동물성식품으로 단백질이 풍부한 식품에 아연 함량이 높다고 할 수 있다.

③ 구리(Cu)

주로 간, 뇌, 신장, 심장, 피부 등에 존재하며 체내에서 철이 헤모글로빈 생성에 관여할 때 촉매작용을 하며, 멜라닌 생성에도 조효소로 작용한다.

구리가 풍부한 식품으로는 소간, 돼지간, 견과류, 두류, 굴, 가재, 패류 등의 해산물 등에 함유되어 있다.

④ 요요드(I)

체내에 존재하는 요오드의 70~80%가 갑상선에서 발견되며, 요오드는 성장발달을 촉진시키는 티록신이라는 갑상선 호르몬의 주성분으로 체내의 기초대사율을 조절한다. 또한 갑상선과 부신의 기능을 향상시켜 피부를 아름답게 해주며 모세혈관의 활동을 강화시켜 준다.

요오드는 미역, 다시마, 파래 등의 해조류나 해산물에 풍부하게 함유되어 있다.

⑤ 크로뮴(Cr)

인슐린과 함께 혈당대사의 구성요소이다. 근글리코겐 형성에 관여하며, 아미노산 운반을 촉진하고 콜레스테롤의 대사에 기여한다.

⑥ 셀레늄(Se)

세포구조의 손상을 예방하고, 유리기를 분해하는 효소 구성성분, 항산화제 역할(비타민 E와 함께 작용)로 암을 예방한다.

(3) 무기질과 피부미용

무기질 중 칼슘, 인, 칼륨, 나트륨, 철, 요오드, 황은 피부미용에 중요한 역할을 한다. 특히 칼슘과 인은 피부를 진정시키는 효과가 있으며 유제품이나 뼈째 먹는 생선, 시금치 등에 함유되어 있다.

(4) 무기질과 모발미용

여러 종류의 무기질 중 요오드, 철, 칼슘, 아연이 모발미용에 관련되는 대표적인 무기질이다. 요오드나 철, 칼슘은 두피의 신진대사를 촉진하므로 모발생장에 중요하다. 동물성 식품과 조개류, 간, 콩류에 들어 있는 아연은 백모를 예방하는 것은 물론 모발의 성장 촉진에 관여한다.

6) 수분과 미용

수분은 인체에 필요한 각종 생리활성물질들을 운반하는 작용을 하며, 인체 내 수분 함량은 피부미용과도 밀접하게 연관되어 피부가 촉촉하고 부드러운 상태를 유지할 수 있도록 해준다. 건강한 피부의 경우 표피 내 각질층의 수분함량은 약 12~20%의 수분을 함유하고 있다. 이와 같이 적정량의 수분이 피부에 있을 때에는 피부가 매끄럽고 윤택하지만 반대로 기준치 이하의 수분을 보유하고 있을 때에는 피부가 매우 거칠고 윤기와 탄력이 떨어지며 피부에 잔주름이 쉽게 생기는 등 피부노화의 원인이 된다. 따라서 피부의 수분함량을 일정하게 유지하는 것은 매우 중요하다. 예컨대 날씨나 생활환경이 건조할 때, 운동량이 증가할 때 또는 환절기에는 체내 수분 요구량이 증가하므로 1일 수분요구량(남자는 12컵, 여자는 9컵 정도)의 물을 마시는 것이 좋다. 또한 피부 보습에 많은 관심을 가져 피부의 수분 이탈을 방지하는 것이 필요하다.

7) 식이섬유와 미용

(1) 식이섬유의 특징

식이 섬유란 식물세포에 들어 있는 셀룰로오스나 펙틴 등의 물질로 탄수화물의 일종이지만 인체 내의 소화기관에 의해 소화·흡수되지 않고 그대로 체외로 배설되는 고분자 물질이다. 초식동물과는 달리 사람의 소화기관에는 섬유질을 분해하는 효소가 없다. 그러므로 식이섬유는 엄밀한 의미에서는 영양소로서의 기능을 갖지 않지만 섬유소로서의 혈당을 감소시키고, 지방과 콜레스테롤의 체내 흡수를 감소시키는 등 매우 다양한 생리적 작용을 전개하여 건강 유지에 크게 기여하고 있다.

① 역할

신체의 중요한 에너지원으로 혈당을 유지시키고 장의 연동운동을 돕는다.

② 결핍증세

체중이 감소하며 기력이 감소한다.

③ 과잉증

혈액의 산도를 높이며(산성체질), 체중 증가의 원인이 된다.

(2) 식이섬유의 종류

식이섬유는 물에 녹는 수용성 또는 용해성 식이섬유와 물에 녹지 않는 불용성 또는 비용해성 식이섬유의 두 종류로 분류된다.

① 수용성 식이섬유

완두콩, 강낭콩, 보리, 오렌지, 푸른 채소 등에 많이 함유되어 있으며 혈액 속의 콜레스테롤과 당의 양을 조절하는 역할을 한다.

② 불용성 식이섬유

밀과 같은 곡류에 과량 함유, 과일, 푸른 채소, 감자 등에 풍부하게 들어 있으며 치질이나 변비와 같은 장과 관련된 질병을 예방하는 데 효과적이다.

(3) 식이섬유가 피부미용과 건강에 미치는 효과

① 식이섬유는 변비를 예방하는 데 효과적이다.

식이섬유는 장내에서 소화되지 않으며 섭취된 수분과 결합하여 분변량을 증가시키고 대장의 운동을 촉진하여 변비를 예방하는 효과가 있다.

변비는 피부트러블(피부 거칠어짐, 뾰루지 등)을 야기시키며, 피부미용에 매우 부정적인 영향을 주기도 한다.

② 식이섬유는 혈액 속의 당대사와 콜레스테롤을 조절하는 역할을 한다.

이는 주로 수용성 식이섬유에 의하며, 식이섬유는 점성이 높으므로 소장 내에서 당의 소화속도를 지연시켜 식후 갑작스런 혈당상승을 방지하는 효과를 갖는다. 이 섬유가 대장에서 세균에 의하여 지방산을 생성, 말초혈액으로 유리하여 간에서 글리코겐의 분해를 감소시켜 당뇨병에 효과적이다. 다른 작용으로는 혈중 콜레스테롤을 감소시키는 데 도움이 된다.

③ 식이섬유는 발암물질을 제거 및 장내 유익균의 증식을 촉진한다.

식이섬유는 소화기관 내에서 수분을 흡수하여 팽창한다. 이때 섭취한 음식물이 소화기관 내에서 머무르는 시간을 단축시키고 발암물질의 장내 체류시간이 줄어들며, 유익한 미생물군 활성에 의한 대장 내용물의 변화와 담즙산 대사의 변화로 장관 내 대장암 발생 억제기전이 작용할 것으로 추측된다.

Chapter 9

DERMATOLOGY

피부와 면역

면역이란 세균이나 바이러스, 지나친 스트레스, 신체의 저항력을 감퇴시키는 요인 등에 의해 야기되는 질병으로부터 저항할 수 있는 인체의 능력을 말한다. 또한 어떤 질병을 앓고 난 후에 그 질병에 대해 저항성이 생기는 현상이다.

1.
면역의 개념

1) 면역의 정의

면역(immunity)이란 라틴어의“immunitas”에서 유래하며, 세균이나 바이러스, 지나친 스트레스, 신체의 저항력을 감퇴시키는 요인 등에 의해 야기되는 질병으로부터 저항할 수 있는 인체의 능력을 말한다. 또한 어떤 질병을 앓고 난 후에 그 질병에 대해 저항성이 생기는 현상이다.

다시 말하면 외부로부터 침입하는 미생물이나 화학물질을 자기가 아니라고 인식하기 때문에 이들을 공격하여 제거함으로써 생체를 방어하는 기능 즉, 생체가 자기(self)와 비자기(non-self)를 식별하는 기구로서 비자기를 항원으로 인식하고 특이하게 항체를 만들어 개체를 방어하고 유지하는 일련의 생명현상이라 할 수 있다.

2) 항원과 항체

(1) 항원(antigen)

외부에서 신체로 들어온 자신의 정상적 구성성분과 다른 이물질로 면역계를 자극하여 항체 형성을 유도하고, 만들어진 항체와 반응하는 물질을 말한다.(항원의 예 : 균, 먼지, 장기이식 시의 장기, 혈액투석 시의 혈액 등)

(2) 항체(antibody)

항체란 몸의 면역시스템에서 생산되는 매우 특수한 분자로서 인체에 침입하는 외부세균(이물질)에 대항하기 위하여 림프구(Lymphocyte)에 의해 생성된 면역글로블린(Ig : Immunoglobulim)이라는 단백질이다.

손상된 피부를 재생시키기 위한 면역반응으로 알레르기 반응, 염증 반응 등이 있다. 특정 항원에 대해서만 항체 반응을 일으키며, 질병으로부터 몸을 보호하는 긍정적인 면과 과민반응을 일으키는 부정적인 면이 동시에 존재한다.

항원과 항체반응

* 항체를 생산시키는 면역원과 생성된 항체가 결합하여 침전 반응, 응집 반응, 보체활성화 반응, 탐식 작용, 증강 반응, 알레르기 반응 등의 항원-항체 반응을 나타낸다.
* 항원-항체반응은 매우 복잡하며 인터루킨, 인터페론, 비만세포, 대식세포, NK세포(Natural Killer Cell) 등이 관여하게 된다.

2. 면역의 종류와 작용

면역(immunity)은 선천적 면역과 후천적 면역으로 나눌 수 있다.

1) 선천적 면역(Natural immunity, 자연면역, 수동면역, 비특이성 면역)

인체 내에서 선천적으로 갖고 태어난 자연방어체제이다. 항원에 상관없이 모든 이물질에 대해 저항하는 비특이성 면역반응을 보인다. 넓은 의미의 면역이라 하며 자연면역, 수동면역, 선천면역이라고도 한다.

획득면역과 달리 기억세포의 작용이 없기 때문에 항원을 구분하여 저항하지는 못하나, 모든 유해물질에 대해 일차적으로 방어하는 작용을 하는데 피부와 점막, 항균인자, 식작용과 염증반응 등이 자연면역에 관계한다.

(1) 신체적 방어벽

신체를 둘러싸고 있는 피부는 세균의 침입이나 쇼크 또는 상해로부터 인체 내부를 보호하기 위한 기능을 우선으로 한다. 또한 피부는 여러 가지 장치를 통하여 스스로를 보호한다.

① 피부의 각질층은 단백질인 케라틴으로, 단단한 라멜라구조(Lamella Structure)를 이루고 있어 외부자극으로부터 인체 내부를 보호한다.

② 분비된 땀이나 피지에 함유된 유산 또는 지방산은 피부의 약산성 상태를 유지시켜

세균(Bacteria)의 번식을 억제하는 기능을 하고 있다.

③ 호흡기의 방어 역할은 목과 코의 점막세포에서부터 시작하며 세균을 기침으로 분산시키고 콧물과 가래 등을 통해 배출시킨다.

랑게르한스세포 (Langerhans Cell)	✱랑게르한스세포는 피부와 점막조직에 있는 수지상세포(Dendritic Cell)를 말하며, 기저층과 진피층 사이에 존재하는 표피를 구성하는 세포이다. 효과적으로 항원을 헬퍼 T림프구에 전달하는 기능을 하며, 피부면역작용에 기여한다.

(2) 화학적 방어벽

피부가 여러 가지 장치를 통하여 스스로를 보호함에도 불구하고 일단 체내로 침투한 세균들은 다시 몸속에서 입과 코, 목구멍, 위의 산성 내부 점액질 등의 화학적인 장벽을 만나게 된다. 만일 외부 방어막이 파손된다면 인체는 파손된 곳을 복구하기 위하여 중독된 인체 체계를 해독시키고 감염에 대항하기 위하여 면역 시스템을 가동하게 된다.

면역시스템은 화학적 물질을 분비하여 인체의 방어벽을 형성하는데 그 종류에는 히스타민(Histamine), 키닌(Kinin), 보체(Complement), 인터페론(Interferon) 등이 있다.

① 히스타민(Histamine)

비만세포(Mast Cell) 내에 커다란 과립형태로 저장되어 있다가 자극을 받게 되면 일부가 방출되어 자극에 대항하며, 이물질에 의한 상처나 스트레스, 알레르기로 인한 신체의 방어반응에 중요한 역할을 한다.

히스타민은 혈관을 확장시키고 혈액량을 늘려 방어인자들이 빨리 상처에 도달할 수 있도록 도와주며, 이로 인해 부종과 소양감이 나타나고 눈물, 콧물 등이 분비되기도 한다.

② 키닌(Kinin)

히스타민과 같이 혈액순환을 활발하게 하고 모세혈관의 투과성을 촉진시키며, 식세포인 백혈구를 유인한다.

③ 보체(Complement)

우리 몸의 백혈구나 면역세포가 식작용을 잘 할 수 있도록 돕는 효소 혹은 단백질을 말한다. 항원·항체 복합체와 결합하여 세균이나 세포에 직접 침투하여 분해하여 죽인다.

④ 인터페론(Interferon)

인터페론 자체가 바이러스를 공격하는 것은 아니나, 인체 내 바이러스가 증식할 때 핵산을 형성하는 과정을 방해하여 증식하지 못하도록 작용하는 단백질의 일종이다.

NK(Natural Killer)세포, 대식세포(Macrophage)와 같은 백혈구의 활동을 활발하게 만들어 준다.

2) 식균작용과 염증반응

우리는 흔히 영어의 Lymph를 일본어식 발음으로 임파라고 하는데 최근에는 림프라는 말이 많이 통용되고 있다.

감염에 대항하는 인체의 능력은 매우 단순한데, 특정 백혈구는 인체에 득이 되는 것과 실이 되는 것을 구별하는 능력이 있다.

만일 몸에 상처가 나거나 입, 호흡기 등을 통해 세균이 인체에 침투하면 1차로 혈액의 백혈구가 일하기 시작한다. 인체에 돌아다니는 식세포인 백혈구는 이종유기체를 발견해서 인식이 되면 곧바로 파괴한다. 하지만 이러한 공격을 피하여 좀 더 깊숙이 침투한 세균은 림프절에서 림프구의 2차 공격을 받게 된다. 2차까지 거치면 90% 이상의 세균이 사라지게 된다. 즉, B림프구가 특정 항원을 감싸는 항체를 만드는 것이다. 그 다음에는 T림프구가 항원함유세포와 함께 이 항원을 파괴한다. 세균이 강하게 저항하면 림프절이 염증을 일으키게 되는데 이때 부어오르게 된 것을 몽우리라 하며 손에 잡히게 된다. 이렇게 외부의 이종유기체와 림프구 사이에 투쟁이 벌어질 경우 열이 나고 선이 부어오르며 발진하는 등의 강력한 반응을 나타낸다.

2차 공격에서도 세균을 퇴치하지 못하면 이것들은 온 몸을 돌아다니며 병을 일으키게 된다. 림프구는 인체의 림프관을 통하여 모든 인체의 조직에 도달할 수 있어 혈구와 연합하여 일을 한다.

① 대식세포(大食細布, Macrophage)

동물의 모든 체내조직에 분포하여 침입한 이물질, 세균, 바이러스, 체내 노폐세포(老廢細布) 등을 잡아서 포식하고 소화하는 대형 아메바상 식세포를 총칭하며, 탐식세포라고도 한다.

② 단핵구(단구, Mononuclear Phagocytic Cells)

자연면역 반응 세포 중 식균작용을 하는 세포들로, 골수의 전구세포에서 분화·성숙되어 만들어진다. 조직에 존재하는 세포를 대식세포(macrophage)라 하고, 혈액에 있는 세포를 단구(monocytes)라고 하는데 이러한 단구는 전체 백혈구의 5%를 차지한다.

③ 과립구(Granulocytes, 과립성 백혈구)

혈액에 존재하는 백혈구로서 전체 백혈구의 60%를 차지하며, 세포질에 많은 과립성 입자를 가지고 있다. 염색약에 염색되는 성질에 따라 호중구(neutrophill), 호염구(basophil), 호산구(eosinophil)로 나뉘어지며, 이들은 식균작용이 있어 염증 반응이나 알레르기 반응에서 중요한 역할을 한다.

과립구의 분류

a. 호중구(neutrophil : 다형핵 백혈구)

- ✱ 과립구의 55~65%를 차지하며, 상처나 세균 감염 시 가장 먼저 염증 부위에서 식균작용을 한다.
- ✱ 리소자임(Lysozyme)과 같이 세균을 파괴할 수 있는 물질들이 들어 있어서, 세포 밖으로 분비되어 감염원을 파괴하거나 염증 반응의 진행에 관여한다.

※ 리소자임: 눈물과 침 속에 함유되어 있는 살균성분 효소

b. 호염구(Basophil)

과립구의 0.5%를 차지하며, 비탐식성으로 과립 내에 세로토닌, 히스타민, 헤파린 등을 함유하고 있어 비만세포와 비슷하며 혈액응고 방지 기능과 염증 부위 치유를 촉진시키는 작용을 한다.

c. 호산구(Eosinophil)

과립구의 1~3%를 차지하며 기생충병이나 알레르기 반응이 있을 때 증가하고 부신피질 호르몬이나 스트레스에 의해 감소한다. 약하게 식균작용과 탐식작용을 한다.

④ **자연살해세포(NK Cell : Natural Killer Cell)**

림프구의 15%를 차지하고 있으면서 B림프구나 T림프구처럼 특정 항원에 대해서만 반응을 일으키는 것이 아니라, 스스로 판단하여 이물질을 인식하고 항원 생성을 억제하는 세포이다. 특히, 암이나 바이러스에 감염된 세포를 제거시키는데 탁월하다.

⑤ **사이토카인(Cytokine)**

체내의 면역에 관여하는 백혈구나 대식세포(macrophage) 등은 끊임없이 조정되는데, 이와 같은 조정은 주로 사이토카인(cytokine)이라는 단백질 액성 인자에 의해 이루어진다.

사이토카인은 증세가 특이한 세포수용기에 붙어 신경전달물질 및 호르몬과 유사한 작용을 한다.

⑥ **혈소판(Blood Platelet)**

지혈작용과 함께 백혈구의 면역작용의 보조적인 역할을 한다.

3) 후천적 면역(Acquired immunity, 획득면역, 능동면역, 특이성면역)

인체가 어떤 특정한 병원체에 한 번 노출된 후 그 병원체에만 선별적으로 방어 기능을 하여 동일 종류의 항원을 만났을 때 그 항원에 대해 저항성을 가지게 만드는 기전을 획득면역이라 한다.

자연면역과는 달리 이전에 침입한 적이 있던 항원에 대해 기억하고 있다가 특정 항원의 재침입 시 그 항원에 대해서만 반응을 일으키는 특이성을 가지고 있다.

효과적으로 항원을 제거할 수 있는 항체를 만드는 등 자연면역을 보강해 주는 역할을 하지만, 항원에 대한 과민증세(Hypersensitivity)를 보일 경우 특정 항원 접촉 시마다 알레르기 반응을 일으킬 수도 있다.

(1) 림프구(Lymphocyte)

일반적으로 백혈구라 하며 전체 백혈구의 35%를 차지하고 면역반응을 결정짓는 가장 중요한 세포로서 혈액이나 조직 등에 존재하고 있다.

골수의 전구세포(Progenitor Cell)로부터 분화 성숙되어 만들어지며, 기능에 따라 골수에서 만들어지는 B림프구, 흉선에서 성숙되어 만들어지는 T림프구로 구분할 수 있다.

(2) 림프구의 종류

① B림프구(B cell, B-Lymphocyte)

림프구의 20~30%를 차지하는 B림프구는 골수에서 만들어진다. 성숙되고 나면 비장과 림프절로 들어가 항원과 반응하여 항체를 만드는 세포로서, 체액성면역(Humoral Immunity)이라 한다.

B세포의 일부는 기억세포로 남아 있어, 2차 감염이 있을 경우 급속히 분열해서 항체를 형성하여 항원에 대항한다.

② T 림프구(T Cell, T-Lymphocyte)

림프구의 60~70%를 차지하는 T림프구는 흉선에서 성숙된 후 림프절로 이동하여, 다른 면역세포와 작용하여 면역반응을 조절하거나 직접 다른 세포를 죽이는 세포이다. 즉, 항원에 대해 직접 면역반응에 관여함으로써 면역반응에 매우 중요한 세포성 면역(Cellular Immunity)이다. B림프구에 항원이 침입했음을 알려 항체를 만들게 하는 보조 T림프구(Helper T cell)와 세포독성 T림프구(Suppressor T Cell)에 의해 항체 생산을 조절하며, 기억 T림프구(Memory T cell)의 일부는 림프절에 남아 항원침범 시에 B 림프구가 즉시 면역 반응이 일어날 수 있도록 하며, 살해 T 림프구(Kiiler T Cell)는 직접 항원에 대항하도록 림포톡신(Lymphotoxin)을 분비하여 인식된 항원을 살해한다.

3.

면역반응(Immune Reaction)

1) 체액성 면역(Humoral Immunity)

(1) 면역반응

① 림프구의 골수(Bone Marrow)에서 만들어진 B세포가 표면의 수용체(Receptor)에 의해서 항원과 접촉하면, 그것이 방아쇠 구실을 하여 세포가 분열 증식한다.

② 하나의 세포가 분열하여 형성된 세포군, 즉 유전자의 성질이 동일한 세포군을 클론(Clone)이라 한다. 각 B세포는 클론을 증식시키는 동시에 항체생산세포(형질세포)로 분화된다. 형질세포(Plasma Cell)는 항체를 왕성하게 생산하는 세포이다.

③ 일부의 세포는 형질세포로 변하지 않고, 작은 림프구의 형태의 기억세포(Memory Cell)로서 장기간 존속하며, 이후에 같은 종류의 항원과 다시 만나면 단시간 내에 대량의 항체를 생산한다. 이것을 2차 면역반응이라 한다.

④ 항체는 혈청 내에 존재하는 글로블린에 속하는 단백질로서 면역글로블린(Ig, Immunoglobulin)이라 하며, 물리적·화학적·면역학적 성질에 의해 5가지로 분류한다.

(2) 면역글로블린 종류와 기능

① IgA(Immunoglobulin A)

눈물, 침, 장액, 기관지액, 초유와 같은 인체의 분비물에 다량 함유되어 있으며 전체 면역글로블린의 약 13%를 차지한다. 혈청 내에 소량이 존재하며 분비항체를 만들어 점막으로 분비되므로 분비항체(Secretory Antibody)라고도 한다.

② IgD(Immunoglobulin D)

전체 면역글로블린의 1%를 차지하며 B림프구 표면에 존재하며, B림프구의 분화를 돕는다.

③ IgE(Immunoglobulin E)

전체 면역글로블린의 0.002%를 차지하며 혈청 내에 극소량 존재하며, 호염구와 비만세포의 막 표면에 있다.

결합조직세포인 비만세포와 친화력이 있어서 과민반응에서 중요한 역할을 한다.

(표면의 IgE에 알레르기 항원이 결합하면 이들 세포에서 알레르기 반응을 유발하는 물질인 히스타민이 방출된다.)

그림 9-1. 비만세포의 히스타민 방출

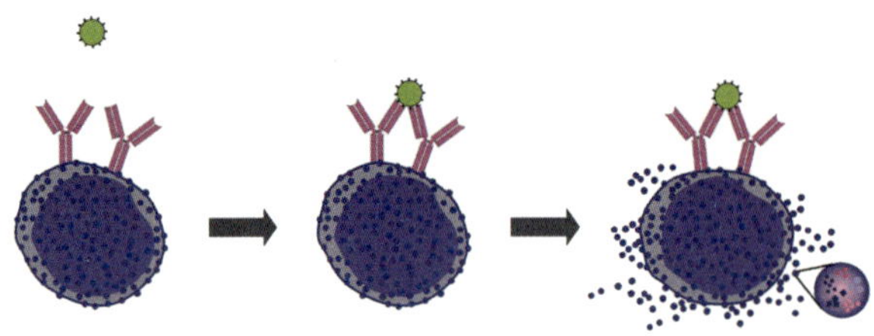

④ IgG(Immunoglobulin G)

세포외액에 다량 존재하며 전체 면역글로블린의 80%를 차지한다.

2차반응(Secondary Response)의 주요 항체로 작용하며, 이동은 태반을 통해서 이루어지기 때문에 태아에게 수동면역을 전해 줄 수 있는 유일한 면역글로블린이다.

⑤ IgM(Immunoglobulin M)

주로 혈관 내에 존재하며 전체 면역글로블린의 6%를 차지한다.

면역반응 초기에 생산되어 1차반응(Primary Response)의 주요 항체로 작용하며 보체계를 활성화시킨다.

2) 세포성 면역(Cellular Immunity)

(1) 면역반응

비정상적인 세포나 바이러스에 감염된 세포들을 T세포가 잡아먹거나, 죽이는 것을 세포성 면역이라 한다.

암세포에 대한 면역, 이식조직에 대한 거부반응, 포진(Herpes)이나 홍역 등의 바이러스 감염에 의한 면역, 피부의 접촉과민증, 자가면역질환 등에서도 T세포와 대식세포가 함께 일어난다는 것이 밝혀져 있다.

세포성 면역에 의해서 반응을 일으키는 조직을 보면, 그곳에는 림프구와 대식세포를 주로 하는 세포 침윤현상을 볼 수 있다.

림프구는 거의 대부분이 T세포이다. T세포는 표면수용체로 항원을 포획하여 분열증식하는 동시에 항원 제거에 작용하는 세포, 즉 효과기 세포(Effective Cell)로 분화된다.

(2) 효과기세포(Effective Cell)

효과기세포에는 세포독성 T세포[Cytotoxic T Celler(Killer T Cell)], 보조 T 세포(Helper T Cell), 억제 T세포(Suppressor Cell), 자연살해세포(NK : Natural KillerCell) 등이 있는데 이들의 작용에 대식세포가 더해져 면역을 수행한다.

① 효과기세포 종류 및 작용

ⓐ **세포독성 T세포(cytotoxic T cell)**: 바이러스 등의 항원에 감염된 세포, 손상되거나 제 기능을 상실한 세포 등을 제거한다. 즉, 항원이 된 비자기세포를 파괴한다.

ⓑ **보조 T세포(helper T cell)** : 항원제시세포(APC)가 자신의 II형 MHC를 통해 항원을 제시한다. 보조 T세포는 이를 인식하여 활성화된다. 활성화된 보조 T세포는 사이토카인을 방출하여 대식세포, 세포독성 T세포, B세포를 활성화시켜 항체가 많이 생산되도록 한다(면역반응 유도 촉진).

ⓒ **억제 T세포(suppressor T cell)** : 보조 T세포나 B세포의 작용을 억제한다.

ⓓ **자연살해세포(NK)** : 항체가 결합해서 세포를 공격하고, 또한 직접 표적세포를 식별해서 그것을 공격, 파괴한다.

ⓔ 대식세포는 탐식세포이자 항원제공세포로서 면역형성과정에 중요한 역할을 한다.

ⓕ T세포 클론의 일부는 면역기억세포가 되어 장기간 체내에 존속해서 다시 같은 항원이 체내로 침입하면 활발한 2차 면역반응을 일으킨다.

ⓖ 감염된 T세포나 대식세포에서는 림포카인(Lymphokine)이 만들어진다. 림포카인은 세포 파괴, 대식세포 및 백혈구의 활성화, 유주 저지, 림프구의 증식 촉진, 바이러스 처리, 염증 유발 등 다양한 기능을 하는 가용성 물질을 통틀어 일컫는다.

ⓗ T세포들을 더욱 활성화시켜 면역체계의 효과를 증진시켜 주는 물질은 인터루킨과 인테페론이다.

- 인터루킨(IL : Interleukin)은 지금까지 12종류(IL_1 ~ IL_{12})가 분리되었으며, 각각 특정 림프구의 증식 및 분화를 촉진하거나 대식세포에 의한 활성물질 분비를 촉진하는 면역반응 조절인자로서 작용한다.
- 인터페론(Interferon)은 바이러스가 증식하는 것을 억제하는 동시에, 인터루킨과 비슷한 면역반응 조절작용을 나타낸다.

그림 9-2. 다양한 면역세포

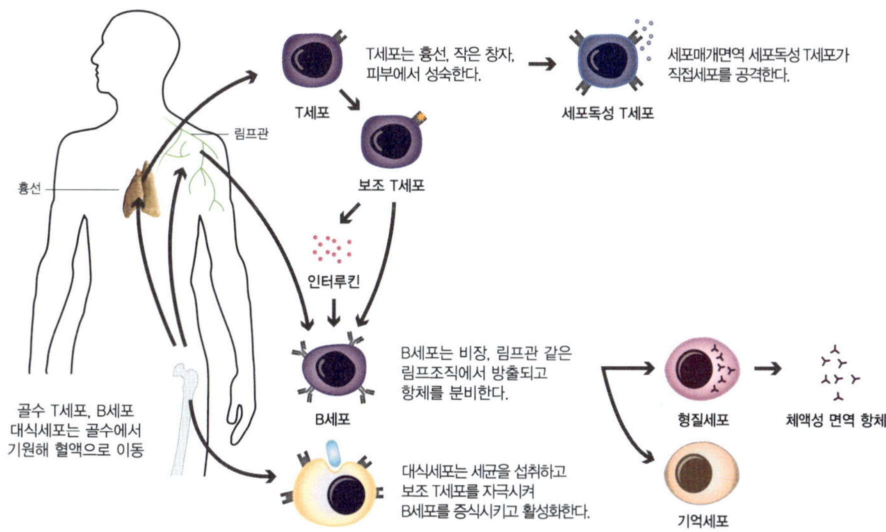

Chapter 10

DERMATOLOGY

피부와 스트레스

단기간 동안 생긴 스트레스는 휴식을 취하면서 해소할 수 있으나 장기간의 스트레스는 건강을 위협한다. 장기간 스트레스가 쌓이면 혈관을 수축시켜 혈액순환 장애를 유발하며 면역력 저하, 신경계, 내분비기관과 소화기관에도 영향을 주는 등 건강을 위협한다.

현대인들은 급속한 산업과 과학 및 기술의 발달로 초고속화되는 현대사회에 적응하기 위해 많은 스트레스를 받고 있다.

이는 개인의 경험과 활동영역이 넓어짐으로써 발생하는 정신적, 신체적 및 사회문화적 스트레스 요인이 많아지고, 현대인들이 스트레스를 해소할 수 있는 시간과 기회가 적어 미처 해소하기도 전에 다른 스트레스 요인을 경험하게 되기 때문이다.

단기간 동안 생긴 스트레스는 휴식을 취하면서 해소할 수 있으나 장기간의 스트레스는 건강을 위협한다. 장기간 스트레스가 쌓이면 혈관을 수축시켜 혈액순환 장애를 유발하며 면역력 저하, 신경계, 내분비기관과 소화기관에도 영향을 주는 등 건강을 위협한다.

따라서 스트레스는 육체적·정신적 건강에 영향을 미치므로 스트레스를 어떻게 관리하느냐는 건강을 유지하고 행복한 삶을 유지하는 데 필수적인 요소이다.

1. 스트레스의 개념

스트레스란 인간이 환경에 의해서 받게 되는 여러 가지 상황 및 자극에 대하여 인체가 나타내는 독특한 반응이다. 또한 스트레스란 삶의 한 부분이며 어떤 요구된 상황이 개인의 자원이나 대응능력에 부담과 부정적 영향을 미치는 광범위한 종류의 경험을 말한다.

1) 심리적 요인

(1) 부정적인 것

배우자의 사망, 이혼, 별거, 가족구성원의 사망과 자신의 질병이나, 상해, 해고, 은퇴, 성생활의 어려움, 가까운 친구의 죽음, 배우자와의 싸움, 저당 등에 의하여 야기되는 정신적 긴장감과 압박감 그리고 심리적 불안상태를 의미한다.

(2) 긍정적인 것

보다 나은 결과를 희망하거나 기대감을 포함하고 있는 시험이나 승진, 결혼, 임신, 출산, 부부의 화해, 이직, 입학과 졸업, 휴가, 이사 등이 속한다.

(3) 생리적인 것

약물, 독극물과 알코올 등의 화학적 성분과 열, 냉, 방사선, 전기쇼크, 공해, 직업, 소음, 교통과 기후 등의 물리적 요인뿐만 아니라 바이러스, 진균 등의 감염성 요인과 유전적인 질환 등이 속한다.

2. 일반적응증후군(General adaptation syndrom)

생리학자인 한스 세일리(Hans Seyle)는 최초로 스트레스에 의해 몸에 나타나는 증상들을 일반적응증후군(GAS)라고 언급했다. 그의 이론에 따르면 이 증후군은 3단계로 구분된다.

1) 경고반응

교감신경이 작용하여 몸을 긴장시킨다. 이를 투쟁 또는 도피반응(fight or flight)이라 한다. 아드레날린(에피네프린)의 분비가 많아져서 심박수가 증가하고 혈압이 상승하며, 숨이 얕아지고 빨라진다. 긴급한 상황을 벗어나기 위한 또 다른 생리적 반응이 나타나기도 한다. 이런 상태에서 경험할 수 있는 증상으로는 어지럼증, 발한, 복통, 오심, 수면장애 등이 있다. 이 시기에는 부신 피질 호르몬과 그 밖에 중요한 호르몬들이 혈중으로 분비된다.

2) 저항기

인체는 정상적인 혈압, 맥박수, 혈중 호르몬 농도, 주요 장기의 기능이 유지되는 상태인 항상성(Homeostastis)을 유지하려고 한다. 저항기는 스트레스를 오랜 기간 동안 받게 되는 상황에서 발생한다. 혈압이 올라가고 스트레스 관련 질환이 발생한다.

고혈압, 감기, 편두통, 불면증, 습진, 우울증, 불안증, 과도한 흡연이나 음주 등이 연관되어 나타날 수 있다.

3) 탈진기

스트레스에 반응해서 분비되는 부신피질 호르몬의 효과가 더 이상 나타나지 않는다. 주요 장기의 기능이 약해지고 전신의 기력도 소진한다.

세일리(Seyle)는 스트레스가 만성화되면 부신피질 호르몬 과다상태가 지속되어 부작용이 발생할 수 있으므로 몸에 해롭고 면역 기능이 약해져서 각종 세균이나 바이러스에 감염되기도 쉽다고 주장했다.

3.
스트레스의 일반적 증상

1) 신체적 증상

수면 장애, 두통, 손발의 경련, 근육 긴장, 말더듬, 빠른 말, 피로감, 소화불량, 발한 증가, 오한, 구강 건조, 빈뇨, 월경주기 변화

2) 정신적 증상

집중력·기억력 감소, 우유부단, 마음이 텅빈 느낌, 혼동이 오고 유머감각이 없어진다.

3) 감정적 증상

불안, 신경과민, 우울증, 분노, 좌절감, 근심, 걱정, 성급함, 인내 부족 등의 증상이 나타난다.

4) 사회 심리적 증상

적대감, 불안감, 초조감, 무기력, 우울감, 흥분 과다, 혼돈, 건망증, 신경과민 증상이 나타난다.

4. 스트레스의 매커니즘

1) 스트레스의 매커니즘

스트레스의 인지는 뇌에서 이루어지며 시상하부의 조절에 의하여 스트레스의 반응이 활성화된다. 교감신경이 부신수질을 자극하여 분비하는 호르몬인 에피네프린(Epinephrine)과 노르에피네프린(Norepinephrine)은 다시금 신경계를 자극하기 때문에 심장박동이 빨라지고 심장박동이 커지면서 혈압이 높아져 그 반응으로 주요 장기에 혈액이 풍부하게 공급된다. 동시에 혈당량도 사용할 수 있는 에너지를 증대시키기 위하여 상승한다.

또한 부교감 신경은 부신피질을 자극하여 호르몬 코티솔(cortisol)을 분비시켜 스트레스의 상황 동안에 혈당량을 늘리며 아미노산의 분비를 증가시키고 간에서 아미노산의 흡수를 촉진시킨다. 이것은 적혈구의 수를 증가시켜 손상에 의한 출혈을 예방하기 위하여 혈액의 응고인자를 증가시킨다. 동시에 소화기능을 퇴화시키며 신체의 면역체계를 무너뜨린다. 따라서 피부의 부속기관인 혈관, 림프관, 한선, 피지선과 감각기관의역할 변화로 인하여 피부의 변화 또한 크게 영향을 받게 된다.

2) 스트레스에 대한 신경-내분비 반응

스트레스 상황에 신체가 반응할 때 2가지 스트레스 호르몬 카테콜아민과 글루코코르티코이드가 분비된다. 이 호르몬은 지방을 분해하고 단백질의 이화작용을 촉진하여 새로운 형태의 당을 유리하여 에너지를 공급하려는 이화작용을 일으킨다. 이러한 에너지는 스트레스 상황에 필요한 조직에 공급되고 심박수 증가로 혈류량을 증가시키며 폐 긴장도를 증가시켜 심폐기능을 증가시킨다. 그러나 이러한 변화에 적절하게 대처해 나가지 못하면 스트레스 반응에 의해 생긴 에너지는 출구를 찾지 못하고 신체 내에서 부적절한 상태를 일으키게 된다. 스트레스 호르몬은 균에 감염되거나 암이 생겼을 때 신체의 면역세포인 자연살해세포와 대식세포의 방어 기능을 억제한다.

5.

스트레스로 인한 피부의 증상

1) 1차적 증상

(1) 두드러기

진피에 일시적으로 나타나는 부종으로 스트레스의 요인과 함께 혈관반응으로 발생하며 부종이 피부조직에까지 확대, 발전할 수 있다.

(2) 작열감

피부가 타는 듯한 느낌으로 통증을 동반한다.

(3) 소양감

피부를 긁거나 문지르고 싶은 충동을 일으키는 피부의 감각으로 피부 신경에 가벼운 자극이 있을 때 생기며 스트레스 반응의 자각증상이다.

(4) 봉소염

국소적인 피부감염성 질환으로서 조직 깊이 침투하여 압통이 동반되며 피부가 붉어지고 열이 나는 증세이다.

(5) 홍반

진피에 놓여 있는 혈관의 확장으로 인하여 피부에 발생하는 충혈상태이다. 약물이나 직접적인 피부조직의 손상 등에 의하여 생기며 일광, 열, 방사선에 오래 노출된 피부에 발생하고, 신경성 요인인 스트레스와 약물 혹은 집적적인 조직 손상에 의해서도 발생한다.

2) 2차적 증상

(1) 스트레스성 여드름

정신적 스트레스가 생기면 스트레스 호르몬인 부신피질의 코티솔이 분비되어 여드름이 악화된다. 면포, 농포, 구진, 결정, 낭종이 생긴다.

(2) 색소가 침착되는 현상

계속되는 스트레스의 원인으로 기저세포간에 자리잡고 있는 멜라닌의 양이 증가하여 색소 침착이 된다. 정신적 스트레스로 인한 부신피질의 장애로 인한 내장 장애, 여성호르몬 에스트로겐이 과잉 분비되거나 부족할 때 오는 내분비실조로 이어진다. 증상의 2차적 단계에서 스트레스가 감소되면 피부의 상태는 서서히 정상으로 되돌아온다. 그러나 지속적이고 만성적인 스트레스가 남아있거나 지속될 때 피부는 외부의 가벼운 자극에도 예민상태의 반응을 보이게 되어 피부관리에 어려움을 준다.

즉, 스트레스 반응의 첫 단계와 두 번째 단계 시에 혈관과 림프관의 순환이 증가하고 신진대사가 증가하였던 것이 특정시간을 유지한 다음 수용능력을 넘기면 과알레르기성 피부로 세포가 위축된다. 결국 혈관벽의 탄력성이 현저히 상실되고 모세혈관의 확장, 파열상태에 이르러서 탈진상태에 이르게 된다. 그리하여 피부는 조기노화를 촉진시킴으로써 재생하기 어려운 과예민성 피부로 남게 된다.

6.
피부와 스트레스와의 관계

스트레스는 신체의 정상 생리적 평행 상태나 균형을 깨뜨릴 수 있는 자극을 의미하며, 그 자체가 건강에 직접적인 영향을 주는 경우도 있으나 다양한 매개 변인을 통해 많은 간접적인 영향을 미치게 된다. 특히 피부에는 많은 선, 혈관, 평활근 등이 분포하고 자율신경계의 영향을 받으므로 스트레스에 가장 민감한 장기라 할 수 있다.

스트레스 요인은 기간에 따라 분류될 수 있는데 시간이 한정되어 있는 것은 급성스트레스 요인이고, 간헐적으로 오랜 시간 지속되는 것은 만성 스트레스 요인이다. 스트레스 생성요인이 사람에게 가해졌을 때 자기 자신의 능력 한도 내에서 생성요인을 재조정하여 평형 및 안정 상태에 이르게 된다. 그러나 자신의 적응력의 한계에 부딪히게 되면 사람에게는 안정상태의 불균형이 일어나고 평행상태가 깨어지므로 이 생성요인은 스트레스로 남게 된다. 그러므로 환경에 따른 스트레스의 발생빈도와 변화강도, 변화의 질에 따라 스트레스는 여러 방향으로 영향을 받게 되는 것이다.

1) 스트레스와 피지 분비

스트레스는 피부에서 지방(oil)을 조절하는 화학적 전령(chemical messenger)의 생산을 과도하게 조절하게 된다. 독일의 주불리스(Zouboulis) 박사에 의하면 지방선(oil gland)은 뇌에서 신체에 신호를 보내는 기관 중 하나이며 스트레스 반응으로 뇌는 여러가지 호르몬을 분비하라는 신호를 내보낸다. 스트레스 호르몬 중의 하나가 피부의 지방선에서 과도하게 작용하도록 하는 것이다. 스트레스 호르몬이 분비되면 모발 손실, 피부의 노화나 다른 피부 문제를 유발하게 된다.

2) 스트레스와 여드름

스트레스와 여드름의 관계는 아직 논란이 많지만, 스트레스가 여드름을 생기게 하는 요인 중 하나라는 사실은 거의 확실하다. 지나친 스트레스는 피지 분비를 촉진시키기 때문이다. 예컨대 시험이나 일 때문에 밤을 꼬박 새우면 얼굴 또는 머리카락에 기름기가 흐르고, 얼굴에 여드름이 생긴다. 이것은 잠의 부족이 신체적 스트레스로 작용해 그 스트레스 때문에 피지 분비가 많아졌기 때문이다. 사람의 몸은 스트레스를 받으면 이것을 이겨내기 위해 스트레스를 극복할 수 있는 '코티솔'이라는 호르몬을 분비한다. 이 호르몬은 부신에서 만들어지는데, 이때 부신에서'코티솔'뿐 아니라 피지선을 자극하는 안드로겐까지 함께 만들어져 피지 분비가 많아지는 것이다.

3) 스트레스와 기미

스트레스를 받게 되면 체내 여러 가지 신체 리듬에 이상이 오게 된다. 그중 하나가 신장 위에 붙어 있는 부신피질에서 아드레날린이 나오게 되고, 혈중침투가 되면서 스트레스를 받는 상황에 대처하는 준비태세를 갖추게 된다. 피부의 긴장상태가 신진대사의 부조화로 이어져 피부에 필요한 영양공급이 늦어진다.

만성적인 스트레스에 항상 노출되면 피부 방어 기능인 색소 형성 세포의 활동이 증가, 보호기능을 하게 된다. 스트레스 과부하 시 뇌하수체 중엽에서는 부신피질 장애를 일으켜 멜라닌 색소자극 호르몬(melanocyte stimulating hormone : MSH)을 다량 분비하게 된다. 멜라닌 색소자극 호르몬은 피부색소 침착과 밀접한 관계가 있는 호르몬으로, 이 호르몬이 감소하면 약간의 자극에 의해서도 피부의 색소 침착이 증가하게 되며 주근깨도 악화시킬 수 있다.

4) 스트레스와 노화

스트레스가 심한 경우 근육이 매우 단단해지며 수많은 에너지가 소모되어 정상적인 기능에 지장이 생긴다.

스트레스를 받게 되면 호르몬 분비의 밸런스가 변화되어 언제나 안정된 상태를 유지하려는 인체의 항상성 유지에 문제가 생기게 된다. 특히, 스트레스와 부신피질 호르몬, 피부와의 관계는 매우 밀접하다. 사람이 스트레스를 받게 되면 호르몬 분비에 문제가 생기게 되고 우리 피부는 민감하게 이에 반응하게 된다. 그 결과 피부가 민감해지거나 색소 침착 등으로 안색이 칙칙해지고, 탄력이 없어지는 등의 조기 노화 피부가 될 수 있다.

부신피질 호르몬의 작용

① 스트레스에 대하여 저항하는 작용이 있으며 스트레스를 유화시킨다.

② 스트레스에 저항하여 체력을 보호하기 위해 지방과 단백질을 당질로 바꾼다.

③ 피부에 일어나는 피부병, 습진, 가려움증의 염증을 억제한다.

④ 스트레스를 차단하여 멜라닌 색소를 컨트롤한다.

⑤ 성호르몬 분비에 관여하여 체액의 미네랄 밸런스를 조정한다.

⑥ 모세혈관을 튼튼하게 하여 바이러스균의 침입에 대항하여 점막을 강화시키고 면역기능을 높인다.

그림 10-1. 부신피질 호르몬의 조절과정

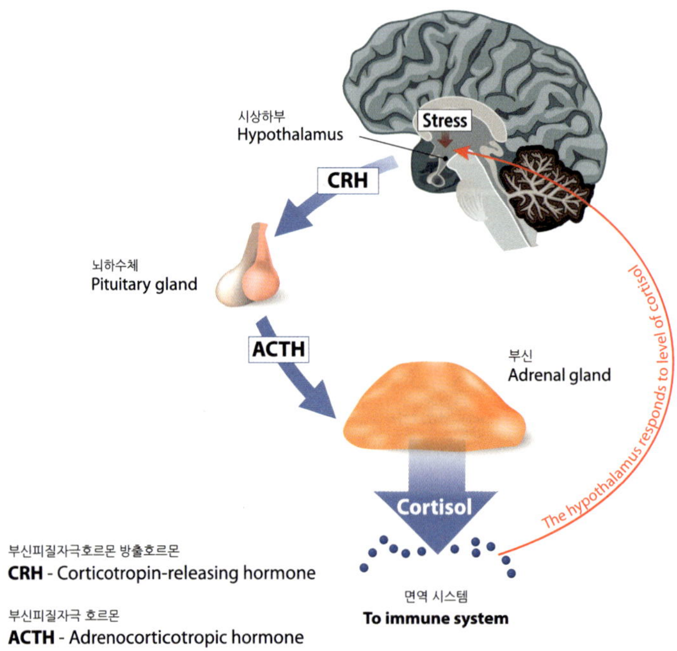

참고문헌

김주섭 외 7인, 미용학개론, 도서출판 구민사, 2011
김주섭 외 5인, 두피모발관리학, 도서출판 구민사, 2013
이재남 이혜영, 피부미용관리학(이론 및 실제), 퍼시픽북스, 2009
김유정, 피부관리학, 현문사, 2002
김해남, 기초피부관리학, 출판사 정담, 2000
김문주 외 6인, 피부미용인을 위한 피부과학, 도서출판 예림, 2009
이혜영 외 4인, 피부과학, 군자출판사, 2007
김광옥 외 7인, 피부과학, 청구문화사, 2008
하병조 외, 미용과학, 수문사, 2000
강경화 외 다수, 표준관리학, 정담미디어, 2003
강원형, 피부질환 아틀라스, 한미의학, 2002
한영숙, 최태부 외 4인, 정담미디어, 2011(3판)
최태부, 피부생리학
김경영 외 5인, 에센스 화장품학, 메디시언, 2014
이재남, 이혜영, NCS 기반 기초 피부관리학, 구민사, 2017
http://blog.naver.com/coo9488/220122201016
http://blog.naver.com/tgiskin/220660496497 새하얀피부 미백관리 포이즌피부과
http://. naver.com/ 네이버 지식백과 태선화
http://blog.daum.net/oheng114/8299419 가피
www.amc.seoul.kr/asan/main.do 질병백과(한관종), 다음 백과사전
http://blog.naver.com/yeedain/10179483484 희귀 황금개구리 발견 3만분의 1
http://www.signaturemg.co.kr/shop/detail.php?idx=764